U0140662

"医"说科普丛书

柴丽萍 主编

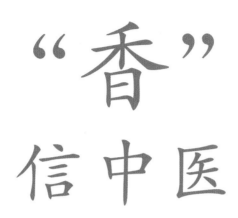

"香"信中医

XIANG XIN ZHONG YI

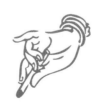

上海科学普及出版社

何　琳　　严　毅　　李　辰　　李　娟　　李　彬
李华誉　　李泽宇　　杨迪迪　　杨佳裕　　吴舟峰
沈　萍　　沈浩骏　　张　姝　　张　旗　　张吟秋
张珍梅　　张倩妮　　张梦圆　　张梦媛　　张溪桐
陆蕙兰　　陈波平　　陈剑姝　　陈家乐　　季　伟
周　婵　　郑沁乐　　胡喆豪　　赵娟娟　　赵燕侠
施　磊　　费　可　　姚申骏　　姚嘉敏　　柴媛媛
钱　晨　　钱晋宇　　倪坤彦　　徐　鹏　　黄成怡
龚盛珵　　董丽君　　蒋恩宇　　詹炜祎　　管　鑫
潘玲婷　　魏子沂

序

　　健康是人民幸福生活的基石，也是全面建设社会主义现代化国家的重要内容。随着中国经济和社会的快速发展，人民生活水平得到了显著提高，但同时也面临着许多健康问题。为了加强国民健康水平，国务院于2019年发布了《健康中国行动（2019—2030年）》，该行动强调把"预防为主"的理念落到实处，以健康知识普及行动为重点，提升人民群众的健康素养水平。

　　《健康中国行动（2019—2030年）》明确提出了健康知识普及行动的主要任务和措施，包括：加强健康教育，提高人民群众对健康知识的掌握程度；倡导健康生活方式，提高人民群众的健康意识和自我保健能力；强化健康管理，提高人民群众的健康素养和健康水平；优化健康服务，提高医疗卫生机构的服务水平和质量；推进健康环境建设，改善人民群众的健康环境和生活质量。

　　为了有效推进健康中国建设，必须转变防治思路，将防治关口前移。防治思路从"治疗为主"向"预防为主"转变，防治理念由"以治病为中心"向"以人民健康为中心"转变。这种转变意味着将健康管理和预防放在更加重要的位置，强调对全生命周期的健康管理，从而改变过去单纯依赖医疗卫生系统的局面。另外，防治对象和方式的转变也是十分必要的。防治对象从"个体"向"人群"转变，防治方式从"疾病治疗"向"全生命周期的健康管理"转变。意味着要更加注重对人群健康的综合管理和干预，为人民群众提供更加全面、综合的健康服务。与此同时，防治的主体也需要从"单纯依赖医疗卫生系统"向"全社会整体联动"转变。意味着需要广泛动员社会各界力量，共同参与健康事业，共同推进健康中国建设。

"人民健康是民族昌盛和国家富强的重要标志，预防是最经济最有效的健康策略。"健康科普和健康教育是重要的疾病预防举措。《国务院关于实施健康中国行动的意见》围绕疾病预防和健康促进两大核心开展十五个重大专项行动，把"健康知识普及行动"排在首位，重点强调了个人行为和生活方式对健康影响极其重要，并要求帮助每个人学习、了解、掌握有关预防疾病、紧急救援、合理用药等知识和技能。

上海市黄浦区一直以来都致力于提高公众的健康素养，以满足人民群众日益增长的健康需求。为了进一步推进健康知识普及行动，上海市黄浦区科协与上海科学普及出版社联手，共同出版了"'医'说科普丛书"，为广大市民提供了一站式的健康医养知识服务。

这套科普丛书涵盖了科学合理用药、医疗安全卫生、中医中药实践等方面的知识，以通俗化、趣味性的视角呈现给公众，让医学知识不再晦涩难懂。同时，丛书内容紧扣当前医疗热点和群众关心的健康问题，针对性地提供了科学、实用的健康指导和建议。

值得一提的是，这套医学科普丛书的专业化程度非常高。编委会成员由医学领域的专家学者和一些经验丰富的科普作家组成，他们深入浅出地讲解了医学知识，将复杂的理论简化为易于理解的语言，使广大市民能够轻松掌握健康知识。

　　"'医'说科普丛书"分为《实话"石"说》《"慢"长守护》《"香"信中医》三册，聚集上海市黄浦区优质医疗与高校资源，从西医解剖与西药奥秘，以及生命全阶段健康管理精髓提炼，到"千年国粹，岐黄魅力"。丛书从宏观到微观，从整体到个体，通过关注青少年、中年和老年时期的全生命周期健康问题，浓缩中西医保健知识精华，为我们提供了"健康守护者"。

　　总之，本丛书是一套集专业化、通俗化、趣味性和互动性于一体的健康知识普及读物。它不仅满足了人们对健康知识的需求，也提高了公众的健康素养和自我保健能力。相信这套科普丛书将成为黄浦区乃至全市健康知识普及行动的标志性成果，为人民群众的健康事业贡献力量。

　　每个人都是自我健康管理的第一责任人，让"健康守护者"帮助我们收获健康的高质量生活。

中国工程院院士

上海交通大学副校长

上海交通大学医学院院长

2023 年 9 月

前　言

　　"科技是第一生产力、人才是第一资源、创新是第一动力"已然成为全社会的共识。深入实施科教兴国战略、人才强国战略、创新驱动发展战略，不断开辟发展新领域新赛道，不断塑造发展新动能新优势，对加强科普能力建设、提升公民科学素质、深化全民阅读提出了新要求。

　　黄浦区是上海的"窗口、心脏、名片"，作为上海中心城区的黄浦有优质的医疗资源和优秀的医疗团队，如何充分运用好这些资源，如何系统介绍科学合理用药、医疗安全卫生、中医中药实践等方面的知识，服务群众的健康医养需求；如何将专业化程度高的医学知识以通俗化、趣味性的视角呈现在公众面前，"'医'说科普丛书"进行了一次有益的探索。本丛书有三个明显特点：一是起点高，丛书凝聚了院士、专家团队的智慧结晶，他们注重从专业的眼光和科学的态度做好主体规划和内容编撰，保证图书内容严谨扎实、专业权威；二是"落子"实，丛书充分契合黄浦"零距离"科普生态圈的打造，融入黄浦区"十分钟社区生活圈"建设，在着力构建品牌、平台、机制、队伍、改革、阵地"六位一体"的黄浦高质量科普服务体系中整合优质"医"资源，彰显落地"惠"服务；三是入门易，本丛书通过通俗易懂的语言、生动形象的插图，以大众的视角解读日常生活中常见的健康医药问题，力求在深邃广博的医学专业知识和普通民众易懂易记的常识之间有效搭起沟通的桥梁。

　　"'医'说科普丛书"将依托黄浦资源持续推进、定期推出。希望通过本丛书的出版，进一步挖掘黄浦人才、资源、信息、场景等优势，聚焦金融科技、生物医药、人工智能等领域，充分发挥专业人士的积极性，用深入浅出的方式阐释传播科学知识，将科技元素和科学家精神有机地融入场景营造、内容创制中，为营造全社会讲科学、爱科学、学科学、用科学的良好氛围而持续努力。

丛书编委会

2023 年 9 月

引　言

中医药学是中国传统文化的瑰宝，也是打开中华文明宝库的金钥匙。但专业的医古文对普通读者而言晦涩难懂，中医药科普就是要将复杂的中医药概念和理论以大众易于理解、喜闻乐见的形式呈现给读者。

《"香"信中医》一书以中医药养生知识为主，聚焦热点健康问题，辅以适量的现代医学保健知识。由通俗的语言、形象的漫画组合而成，具有较强的可读性和趣味性。

本书从开始构思到文字撰写、漫画制作，前后用了近一年的时间。在这期间，全体作者付出了大量心血。在成书过程中，"'香'杏中医"专栏团队和香山中医医院科普达人们共同承担了编写工作。全书分为上、中、下三个篇章，分别对应病例问答篇、临床知识篇、中药课堂篇。病例问答篇整理的是临床患者比较集中的问题，可称其为"答疑解惑"篇；临床知识篇主要聚焦日常生活中一些常见病，从中医的角度告诉大家该如何防治。中药课堂篇则是通过中药的历史小故事和当下"网红中药"的介绍，让读者能够更好地认识中药。

党的二十大报告指出，要"促进中医药传承创新发展"。中医药的传承和发展不只是体现在医术与流派的传承，更重要的是中医药文化的宣传和普及，让大家真正了解中医，相信中医，爱上中医！

本书在成书过程中，由于编者相关经验不足，难免有不当之处，请广大读者批评指正。

撰稿人

2023 年 9 月

CONTENTS

目　录

中篇　临床知识

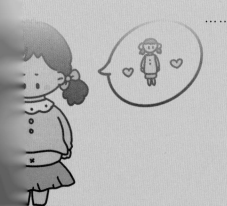

三国与中医

《三国演义》作为我国四大名著之一被大家所熟知，中国传统医学理论同样属于中国传统文化的瑰宝之一，许多中国古典文学作品中的内容都或多或少地提及中医理论。今天，就带大家一起走进《三国演义》中的中医世界。

神医华佗刮骨疗毒

首先简单介绍一下《三国演义》，《三国演义》作为一部小说，同正史差别较大，作者罗贯中从东汉末年黄巾起义末期开始描写，直至西晋初期国家重归统一，故事以魏、蜀、吴3个政治、军事集团之间的形成演变，矛盾斗争为主线，塑造了一群叱咤风云的三国英雄人物。

接下来我们就一起看看《三国演义》中有哪些和中医有关的故事吧。在第七十五回中，关羽右臂被一流箭射中，当关公回营时"毒已入骨，右臂青肿，不能运动"。好强的关公为了稳定军心，不肯回荆州休养，于是众将只能遍寻名医。这时，神医华佗驾小舟自江东而来，特为关公疗箭伤。当时关羽正在和马良下棋，华佗让关羽伸出手臂检查，检查之后说这是乌头之毒，若不早点去除，这条手臂就废了。这里给大家介绍一下这个乌头之毒，乌头是一种植物的块根，含有剧毒，乌头中含有的乌头碱就是它的毒性成分，主要是对神经系统和心脏的毒性。同时乌头也是一种中药，但用作中药治病的话，一定要经过特殊处理，再经过长时间的煎煮才能降低它的毒性，之后才可以用来治病，乌头对于人体阳虚导致的四肢发冷、精神不振等症状有很明显的效果。如果乌头不经过特殊处理，那就是能够置人于死地的剧毒！可见乌头毒性有多剧烈，因此对于关羽来说，要及时、彻底地清除它的毒性才行。华佗打算用标柱铁环将关羽绑起来后再为他刮骨疗伤，关羽却说何需如此，差人倒酒，与马良对弈，面不改色地接受了这一场"手术"，使得华佗大呼："将军真乃神人也！"术后不久，关羽的手臂就屈伸自如了，医生是神医，技艺精湛，病人也是神人，在没有麻醉的情况下依旧忍痛接受了手术。这场手术表明中医的外科学在当时已经有了很好的发展，而现代外科学出现完整的手术过程则是在19世纪40年代了，我国出现完整的外科手术比西医要早了许多年。

三气周瑜的中医原理

我们继续来看华佗之后的故事，第七十八回中，曹操得了头痛顽症，遍求良医，均不见效。华歆向曹操举荐华佗，曹操立马差人将华佗请来为他看病。华佗认为曹操患的是"头风"，病根在脑袋中，不是服点汤药就能治好的，需要先饮"麻肺汤"（也就是人们所熟知的"麻沸散"，是华佗发明的一种麻醉剂），然后用利斧砍开脑袋，取出"风涎"，才可能去掉病根。多疑的曹操以为华佗是要借机杀他，为关羽报仇，于是命令随从将华佗押入大牢，致使一代神医屈死在狱中，而华佗所著的《青囊书》也因此失传。华佗死后，曹操因病情不断加重，不久便病重去世。其实，从现代医学角度来分析曹操的病，很可能是脑部的肿瘤或者囊肿一类的病，因为他主要的症状是头痛，到了后期还有眼睛看不见东西，这是脑部的病灶压迫了视神经导致的。而在当时，神医华佗仅仅通过望闻问切这4种中医基本诊病手法，就能判断出曹操的病灶是脑袋里的"风涎"，并且还有一整套后续的治疗方案，着实能够反映出华佗高超的医术。

从中医理论上来说，曹操的病和他多疑善变的性格有很大关系，不仅如此，人的性格和情绪都会影响人体的健康。接下来，我们一起来看看三国里著名的典故——三气周瑜——了解一下情绪对健康的影响有多大吧。

第五十一回一气周瑜：周瑜和诸葛亮约定，周瑜先去夺取南郡，若失败，刘备再去。周瑜第一次夺取受伤，打败了曹兵，诸葛亮却乘机夺取了南郡，既没有违约，又夺取了地盘，将周瑜气得吐血。第五十五回二气周瑜：刘备夫人去世，周瑜假意把孙权的妹妹孙尚香许配给刘备，想把刘备骗到东吴杀害。可是吴国太看中了刘备，要把孙尚香真的许配给他。诸葛亮后来用计让刘备平安地回到了荆州，并且让周瑜中了埋伏。第五十六回三气周瑜：刘备向东吴借荆州，东吴怕收不回，三番五次要求刘备归还荆州，诸葛亮和周瑜说待攻取西川后，再还荆州，但迟迟不攻取。周瑜着急，向刘备说要从荆州借道，帮助刘备攻取西川，并打算趁机夺回荆州。此计被诸葛亮识破，使得周瑜被围，周瑜生气又加之旧伤复发，不治身亡。可以说周瑜是被诸葛亮给气死的，周瑜对诸葛亮长期的嫉妒，导致他一被诸葛亮算计后就会发怒，中医理论中提到，怒气伤肝，肝气不舒会影响脏腑气血的运行，最终导致他吐血而亡。

情志如何影响健康？

人的情绪除了生气发怒之外还有哪些呢？我们的祖先将人的情绪解释为人体对外界环境产生的生理反应和变化，总结了七种情绪：喜、怒、忧、思、悲、恐、惊，正常的情绪反应是不会危害人体健康的，只有过度剧烈的，并且持续无法平息，超出人体可以承受的限度的时候，就会危害到人体的健康了，中医将此称为"七情内伤"。那么情绪与脏腑之间有对应的关系吗？根据五脏的功能和特性，中医理论将五脏分为金、木、水、火、土5种类型，也就是常说的"五行"。我们来看五脏与五行以及相对应的情绪之间的关系。肝属"木"，对应的情绪是"怒"；心属"火"，对应的情绪是"喜"；脾属"土"，对应的情绪是"思"；肺属"金"，对应的情绪是"悲忧"；肾属"水"，对应的情绪是"惊恐"。过度的某种情绪就会伤害到对应的脏腑，也就是常说的情绪致病。

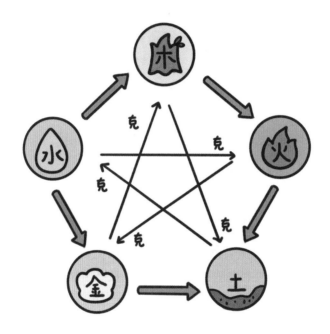

中医药文化和中国古典文学都是中华文化的重要组成部分，其发展源远流长，中医药学作为中华民族的瑰宝，丰富了中国古典文学的创作内容，而中国古典文学又使中医药文化得到了广泛的传播。可见，二者渊源颇深，联系密切，在中华文化的传承中缺一不可。

中医是如何分辨体质的?

你有没有碰见过这种情况,和朋友一起吃了一个冰淇淋,其他人没事情,自己却胃痛拉稀,一夜不得安眠。或者你吃冰淇淋没事情,但一吃火锅或者橘子就要生溃疡或者长痘痘。其实,这些症状主要都是因为体质引起的。现在,就手把手教你辨别自己的体质。

什么是中医所说的体质?

中医对体质的论述最早见于《黄帝内经》,在《黄帝内经·灵枢》中记载:"盖有太阴之人,少阴之人,太阳之人,少阳之人,阴阳和平之人。凡五人者,其态不同,其筋骨气血各不等。"这里就把人从阴阳的角度分成了五种人,太阴之人、少阴之人、太阳之人、少阳之人,还有阴阳和平之人。这里的"太""少"实际就是多和稍微多的意思。20世纪70年代,国医大师王琦院士在中医基础理论和多年临床研究的基础上逐步确立了中医体质理论体系,确立了9种基本体质类型——平和质、气虚质、阳虚质、阴虚质、痰湿质、湿热质、瘀血质、气郁质和特禀质。

如何辨别中医体质？

不同体质类型在形体特征、生理特征、心理特征、病理反应状态、发病倾向等方面都各有特点，辨别体质有非常多的方法，现在，就手把手传授你日常生活中辨别体质的"秘籍"。

1. 望面色

望面色以面部颜色光泽变化为主要内容，面部的青、赤、黄、白、黑五色变化与出现的部位，均可反映脏腑气血的盛衰变化，可用于辅助判断体质情况。如面色为青色则提示有瘀血倾向；赤色则提示有热证倾向；黄色则提示有虚证、湿证倾向；白色则提示有血虚倾向；黑色则提示有肾虚、水饮倾向。

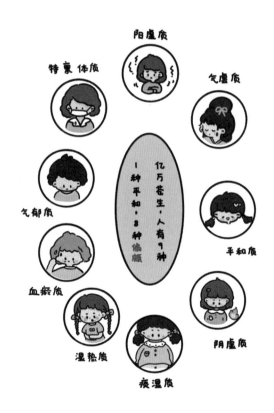

> **小贴士**
>
> 望面色应该在洗净脸、不涂擦任何化妆品的前提下进行。

2. 观舌头

舌头，作为人体最灵活、功能最多的器官之一，既能够让我们发出抑扬顿挫的语调，又能帮我们品尝食物

> **小贴士**
>
> 观察舌与苔宜在晨起刷牙前，这样才能避免食物的影响。

的酸甜苦辣。而在辨别中医体质方面，观舌也是非常重要的方法。因为舌为心之苗，脾之外候，苔由胃气所生，脏腑通过经脉与舌相连，所以通过观察舌头，我们能够辨识出很多隐藏的健康问题。

健康人的舌头为淡红色，润燥适宜。观舌，主要是观察舌质和舌苔两个方面的变化。舌头前部对应上焦，舌头中部对应中焦，舌头根部对应下焦；舌尖、舌中、舌根和舌侧分为对应了不同的脏腑，具体见下图。

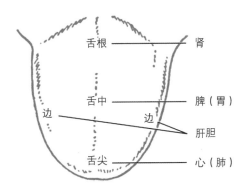

一是观舌色。如果舌色偏红则提示有阴虚或热盛倾向，舌色暗紫则提示有血瘀倾向，舌色淡白则提示有气血亏虚倾向。

二是观舌体。如果舌体虚浮胖大则提示有脾虚倾向（胖大舌的两边多见齿痕，多因舌体胖大而受齿缘压迫所致），舌体瘦小则提示有气血或阴液不足倾向。

三是观舌润燥度。舌头干燥少津则提示有津液亏损倾向，舌上湿润多津则提示有脾虚湿浸倾向。

四是观舌苔。舌苔白厚则提示有寒湿倾向，舌苔黄厚则提示有湿热倾向，舌红少苔则提示有阴虚倾向。

除了望面色、观舌头，还应观察排泄物情况，小便清长者多有阳虚倾向，大便不成形者多有脾虚倾向，大便易黏附于马桶者多有湿阻倾向等。

小 贴 士

舌体瘦小多因气血或阴液不足不能充养舌体所致，营养不好所以瘦小。

3."虚火"和"实火"

在门诊经常听到患者说觉得自己体质太热，内火旺，要配点降内火的药。但是，就"火"而言，中医其实有虚实之分，不同的"火"有不同的"灭火"方法。

中医将人体的生理变化概括为阴阳动态变化，当阴和阳达均达到健康线，呈现平衡状态的时候，人体就是健康状态即平和质的体质。

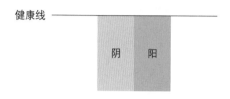

平和质体质的阴阳状态

但当阴阳有一方过多或过少，这种平衡受到破坏，就会产生体质的偏颇。当阳过多，超过健康线的时候，就属于阳盛状态，此时就是我们讲的"实火"，应采取清热的方法去改变这种状态，把多余的阳去除。

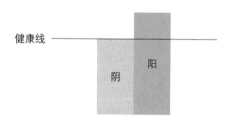

实火的阴阳状态

当阳没有变多，而阴变少的时候，就属于阴虚状态，此时就是我们讲的"虚火"，应采取滋阴的方法去改变这种状态，把亏损的阴补上。

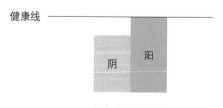

虚火的阴阳状态

4. 不同体质的特点

结合医生教的方法，对照下面知识要点，进行一次自我体质辨别吧。

（1）平和质

总体特征：阴阳气血调和，以体态适中、面色润泽、精力充沛等为主要特征。

形体特征：体形匀称，无明显驼背。

常见表现：面色、肤色润泽，头发较密，目光有神，不易疲劳，精力充沛，耐受寒热，睡眠良好，胃纳佳，二便正常，舌色淡红、苔薄白，脉和缓有力。

心理特征：性格随和开朗。

发病倾向：平素患病较少。

对外界环境适应能力：对自然环境和社会环境适应能力较强。

（2）气虚质

总体特征：元气不足，以疲乏、气短、自汗等表现为主要特征。

形体特征：形体偏胖，肌肉松软不实。

常见表现：平素语音低弱，气短懒言，容易疲乏，精神不振，易出汗，易头晕，活动量减少，舌淡红，舌边有齿痕，脉弱。

心理特征：性格偏内向，喜安静。

发病倾向：易患感冒、内脏下垂等病；病后康复缓慢。

对外界环境适应能力：不耐受风、寒、暑、湿邪。

（3）阳虚质

总体特征：阳气不足，以畏寒怕冷、手足不温等表现为主要特征。

形体特征：肌肉松软不实。

常见表现：平素畏冷，以胃脘、背部、腰膝多见，手足不温，喜热饮食，精神不振，舌淡胖嫩，脉沉迟。

心理特征：性格内向，多沉静。

发病倾向：易患痹证、咳喘、泄泻等病；感邪易从寒化。

对外界环境适应能力：耐夏不耐冬；易感风、寒、湿邪。

（4）阴虚质

总体特征：阴液亏少，以口燥咽干、手足心热等表现为主要特征。

形体特征：体形偏瘦。

常见表现：眼睛干涩，口燥咽干，鼻微干，皮肤干燥、脱屑，偏好冷饮，大便干燥，舌红少津，脉细数。

心理特征：性格外向，易急躁。

发病倾向：易患便秘、燥证、消渴等病；感邪易从热化。

对外界环境适应能力：耐冬不耐夏；不耐受暑、热、燥邪。

（5）痰湿质

总体特征：痰湿凝聚，以形体肥胖、腹部肥满、口黏苔腻等表现为主要特征。

形体特征：体形肥胖，腹部肥满松软。

常见表现：面部皮肤油脂较多，多汗且黏，胸闷，痰多，口黏腻或甜，喜食肥甘甜黏，苔腻，脉滑。

心理特征：性格温和、稳重，善于忍耐。

发病倾向：易患鼾症、中风、胸痹等病。

对外界环境适应能力：对梅雨季节及湿重环境适应能力差。

（6）湿热质

总体特征：湿热内蕴，以面垢油光、口苦、苔黄腻等表现为主要特征。

形体特征：形体中等或偏瘦。

常见表现：面垢油光，口苦口中异味，身重困倦，大便黏滞不畅，小便短黄，男性易阴囊潮湿，女性易带下发黄，舌质偏红，苔黄腻，脉滑数。

心理特征：性格多变，易烦恼。

发病倾向：易患皮肤湿疹、疮疖、口疮、黄疸等病。

对外界环境适应能力：对夏末秋初湿热气候，湿重或气温偏高环境较难适应。

（7）血瘀质

总体特征：血行不畅，以肤色晦暗、舌质紫暗等表现为主要特征。

形体特征：胖瘦均见。

常见表现：肤色、目眶晦暗，色素沉着，容易出现瘀斑，肢体麻木，好卧，口唇暗淡，舌暗或有瘀点，舌下络脉紫暗或增粗，脉涩。

心理特征：性格偏浮躁，易健忘。

发病倾向：易患胸痹、癥瘕及痛证、血证等。

对外界环境适应能力：不耐受寒邪。

（8）气郁质

总体特征：气机郁滞，以神情抑郁、紧张焦虑等表现为主要特征。

形体特征：形体瘦者为多。

常见表现：神情抑郁，紧张焦虑，烦闷不乐，有孤独感，容易受到惊吓，舌淡红，苔薄白，脉弦。

心理特征：性格不稳定，敏感多虑。

发病倾向：易患不寐、郁证等。

对外界环境适应能力：对精神刺激适应能力较差；不适应阴雨天气。

（9）特禀质

总体特征：过敏体质者，禀赋不耐、异气外侵，以过敏反应等为主要特征；先天失常者为另一类特禀质，以禀赋异常为主要特征。

形体特征：过敏体质者一般无特殊形体特征；先天失常者或有畸形，或有生理缺陷。

常见表现：过敏体质者常见哮喘、风团、咽痒、鼻塞、喷嚏等；先天失常者患遗传性疾病者，有垂直遗传、先天性、家族性特征。

心理特征：随禀质不同情况各异。

发病倾向：过敏体质者易患哮喘、荨麻疹、过敏性鼻炎及药物过敏等；遗传疾病如血友病等。

对外界环境适应能力：适应能力差，如过敏体质者对季节变化、异气外侵适应能力差，易引发宿疾。

长高的关键
——合理的膳食搭配

小乐乐是个活泼阳光的男孩，喜欢打篮球，今年 10 岁。因为比较关注身高，去年曾测过骨龄，结果是与年龄大致相仿——9 岁。这一年为了长得快，乐乐几乎将牛奶当水喝。这天，爸爸妈妈发现乐乐似乎变声了，于是带着孩子来医院看病。一测骨龄，发现骨龄为 12 岁，比实际年龄多了 2 岁。查体后发现各项体征也符合 12 岁男孩，如睾丸容积增大、阴茎增大、阴毛腋毛出现、变声等。而乐乐的身高在这一年中，并没有随着骨龄的加快而迅速增长，只长了 1 年多的身高，约 7 cm，而非 3 年的身高，反而是体重出现了明显增加。这导致乐乐的增长潜力缩短，所预测的成年后身高也受到了影响。最终，由于骨龄提前，乐乐被确诊为"青春期发育过早"。

为何会导致这样的情况发生？医生经询问之后发现，原来是乐乐这一年来的饮食结构发生了改变，如大幅增加吃牛排的频率，从原来的每个月 2 次上升到了每周 2 次；将牛奶当水喝，经常一天喝 800 mL 以上；爱吃零食，如袋装膨化食品、糕点，较少吃蔬菜等。

医生听完，十分痛心乐乐为了长高而加强营养的摄入，却因没有合理搭配而诱发了骨龄的加速。中医认为，过食用肥甘厚味会增加体内痰湿，痰湿易化热，导致脾胃功能受损，引发"脾虚胃热"之证。胃热引起相火过旺，促进了青春期发育的提前和骨龄的加速。加之体重过快增加亦会诱发骨龄的加速增长。医生告诉了乐乐合理膳食的重要性及方法，如清淡饮食、不挑食，不暴饮暴食，少吃高盐、高糖、高脂的食物，每日摄入大量的新鲜蔬菜等。并给乐乐开具针对性的中药、敷贴来抑制骨龄，帮助乐乐长高。最终，乐乐改变了既往的饮食习惯，生长速度得到了合理的增长，未来的身高预测也得到了明显的改善。

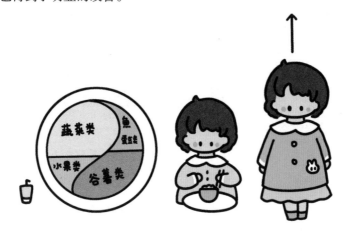

儿童性早熟知多少

1. 性早熟定义

在我国，女孩在8周岁前，男孩在9周岁前出现第二性征发育（男孩：睾丸发育；女孩：乳房发育），以及女孩在10周岁前出现月经初潮属于性早熟。女孩8～10岁，男孩9～11岁发育叫"早发育"，要不要干预取决于骨龄进展对终身高的影响。性早熟发病率在上海占3%，大多数患儿年龄在6～8岁，女孩与男孩的比例约为（4～5）：1。

2. 性早熟分类

性早熟分为中枢性性早熟（即真性性早熟）、外周性性早熟（即假性性早熟）和不完全性性早熟（即部分性性早熟）。区别在于，中枢性性早熟的性征发育由下丘脑-垂体-性腺轴的启动引起，而外周性性早熟只有雌激素或睾酮的增高，不涉及轴的启动。不完全性性早熟介于两者之间。

3. 性早熟预防

（1）　饮食结构上要荤素搭配合理。

（2）　少吃反季节的蔬菜水果。

（3）　减少食品添加剂的摄入。

（4）　少吃儿童保健品、大补类食品如蜂王浆、蛋白粉等。

（5）　避免应用含有维生素 E、胎盘素的化妆品。

（6）　妥善保管家中药物如避孕药。

（7）　避免儿童接触超越其性心理年龄的书刊、影音和行为。

（8）　留意孩子的生长发育。

4. 中药治疗性早熟

中药治疗可针对孩子个体的不同，采用滋养肾阴、清利湿热、清肝泻火等方法改善性早熟的症状，抑制骨龄超前，以改善终身高。

合理的膳食搭配

合理、全面的营养是长高的关键，同时也是补救身高遗传不足的必要因素。骨骼在发育期新陈代谢最旺盛，需要丰富的营养供给为生长发育提供基础。糖、蛋白质、钙、纤维素、各类维生素都是青少儿长高的不可缺少的营养素。

建议：

（1） 清淡饮食，不挑食、不偏食，不暴饮暴食，不过度节食，一日三餐定时定量。

（2） 每天摄入多种食物，每周25种以上。每天摄入谷类食物，且须包含全谷物、杂豆及薯类；每天摄入大量的新鲜蔬菜，深色蔬菜（如南瓜、胡萝卜、西红柿、马兰头、紫甘蓝、西蓝花、菠菜、韭菜、油菜、芥菜等）占一半；每天摄入新鲜水果，果汁不能代替水果；每周最好吃鱼2次。

（3） 孩子的早餐应包括谷薯、蔬菜水果、鱼肉蛋奶豆以及坚果这4类中的3类及以上。

（4） 每天摄入200～300 mL的奶制品，并适当补充维生素D。

（5） 在外就餐时注重合理搭配，尤其是在餐饮业空前发达的当下，更应合理搭配，少吃含高糖、高盐、高脂肪的食物。

（6） 在两餐之间可以选择营养丰富、干净卫生的食物作为零食，但不能过量吃。

（7） 推荐喝白水，少喝或不喝含糖饮料。

童童是个9岁的女孩儿，因发现乳房增大近一月来院就诊，测骨龄为10岁半。医生发现她有一些不太合理的饮食习惯，如爱将牛奶搭配面包作为一天的早餐；休息日的中午为了应对快生活节奏，在外就餐时总爱吃汉堡、鸡块、可乐等快餐食品；两餐之间，童童喜欢找一些袋装膨化食品或是饼干、蛋糕、巧克力等来填饥。

医生给童童及其父母说了合理膳食的必要性后，童童的饮食改变了。

早餐除了牛奶及面包，增加了腰果和核桃仁。休息日的中午改为选择有蔬菜色拉或是各种蔬菜料理的餐厅，搭配少许瘦肉、禽蛋制品。如今，家长对家中的零食加以关注，做出了合理调整，增加了坚果、酸奶、水果，并对每次的食用量加以规定，不能影响正餐。如此，童童的营养摄入更全面了，变得越来越健康。

孩子积食了怎么办?

孩童其实比较容易出现"积食"的情况。中医认为,这是因为孩童存在"脾常不足"的生理特点。孩童的脏腑比较娇嫩,脾胃的功能还不健全,而他们在生长发育过程中又需要很多营养,这就产生了一对矛盾,所以平时要注意脾胃的调护,不可暴食。

积食了,食物运化不了,在胃中郁而化热,就会出现低热、口臭、舌苔厚腻、手足心热、腹胀、呕吐、腹泻或便秘等症状。如果症状较轻,可以自己处理。《伤寒论》第398条有句叫"损谷则愈",即饿一两顿,使得胃中积食消散,病也就好了。所以,家长适当让孩子饿一饿,并保持饮食清淡,就能改善这种症状。如果症状较重,可以用"大山楂丸""保和丸"等消导药,甚至泻药。同时,我们要及时教导孩子"再好吃也不可吃太饱"的原则,避免再次因食入过量而造成脾胃损伤。中医认为,"成人七分饱,孩童八分饱""若要小儿安,常带一分饥与寒"。常常让孩子有一些饥饿感,在饮食上养成"粗茶淡饭"的习惯,孩子其实能长得更聪明、更高大,也更健康。

"歪脖子"的困扰

什么是肌性斜颈?

小儿肌性斜颈,是出生2周到1周岁婴儿常见的因一侧胸锁乳突肌肌纤维增厚(紊乱)、挛缩导致的以头颈部偏歪为主要症状的疾病。家长们常在小朋友出生后2周之后,发现其一侧颈部有圆形或卵圆形肿块,质地稍硬,不易推动。大部分孩子头部会歪向有肿块的那一侧,同时下巴向正常一侧旋转。所以民间通常把小儿肌性斜颈称作"歪脖子"。

至于小儿肌性斜颈的原因,以前大多解释为自然分娩时,孩子颈部经过产道的过度挤压,或者是产钳助产时,由于滑落到颈部,造成颈部胸锁乳突肌处损伤、血肿机化,胸锁乳突肌局部肥厚增粗、挛缩牵拉颈部造成的。尽管最近20年来剖宫产比率持续维持高位,但小儿肌性斜颈的发生率并没有明显下降,在剖宫产的孩子里面,还是有不少肌性斜颈的孩子。根据近年来研究数据跟踪,肌性斜颈尚未找到真正的发病原因,但肯定和宫内发育的异常有关。所以,现在小儿肌性斜颈被国家疾控中心列入"小儿出生缺陷"的范围。

家长们也不用太担心,绝大部分肌性斜颈的孩子,如果在1~8月龄内来治疗,都是可以通过保守治疗达到痊愈的,一般治疗开始时间越早,治疗周期就会越短,效果越好。超过1周岁的孩子,由于保守治疗效果不佳,可考虑进行手术治疗。

中医推拿妙治小儿肌性斜颈

说起小儿肌性斜颈的治疗，有经验的爷爷奶奶、外公外婆或许知道，中医推拿是目前唯一，也是最有效的保守治疗方法。通常每周治疗3次，经过2～6个月的治疗，小朋友就能够完全治愈，且不会留有任何后遗症。

中医认为小儿肌性斜颈属于"先天筋结"范畴，是因为气血不通，郁结成块造成的。医生通过揉捏、提拿、牵拉、旋转、屈伸等中医推拿手法，配合颈部的被动活动，可达到舒筋通络、软坚散结、活血化瘀、松解粘连的效果。

小朋友的睡觉姿势和活动习惯，与肌性斜颈有关吗?

有关系，但关系不大。大部分小朋友，睡姿都差不多。但若白天时，家长经常在一侧逗引孩子，或者在他（她）头部一侧放玩具，会造成孩子颈部偏向一侧活动，同时眼睛也是看向一侧，容易造成眼性斜颈，应该尽量避免。

家长可以自己在家给小朋友做推拿治疗吗?

答案是可以，而且绝对能够帮助小朋友尽快恢复。小朋友在医院进行推拿治疗期间，家长可以在不去医院治疗的日子里，每天先用热毛巾敷热颈部肿块处，然后用示指、中指、环指的指腹合力，在肿块上做轻轻地揉捏，每次5分钟。记得揉捏前要在局部用爽身粉做好润滑，同时修剪好自己的指甲，保护好宝宝娇嫩的肌肤。

小儿肌性斜颈治疗中的香与臭

人中白，是取小便壶中沉积的固体物质，进行浸漂、曝晒后制成的药物。功效为止血活血、软坚散结。

正龙脑，也就是我们俗称的"冰片"，是植物龙脑香树干经过蒸馏后的提取物，能开窍醒神、清热止痛。

这两味中药放在一起，光看介绍，就知道味道不小，但两者结合，一个臭的负责"近身搏杀"和"冲锋陷阵"；一个香的负责"远程指挥"和"精准制导"，对于小儿肌性斜颈之类的肿物，那是效果颇佳，曾经也是中医推拿治疗肌性斜颈辅助用药的不传之秘。

经过近年反复的研究实践，如今在没有这"哼哈二将"的情况下，即使只用滑石粉在患儿颈部局部做皮肤保护，进而单纯用推拿手法治疗，效果也是丝毫不弱。所以，香臭的故事，我们可以暂且放下不表了。

容易误诊的小儿肌性斜颈

小朋友颈部有肿块，一定是小儿肌性斜颈吗？其实不一定，有些疾病，如颈部神经鞘膜瘤，从外观、症状看都和肌性斜颈很像，但是却不能通过推拿手法治愈，而只能通过手术来进行治疗。再比如有些孩子颈部有些黄豆大小的肿块或者是结节，质地比较软，能够推动，这些大部分只是肿大的淋巴结，它们与斜颈的差别，在B超检查之下，可以看得很清楚。

那如果颈部没有肿块，但看着颈部歪斜，是肌性斜颈吗？肌性斜颈一般都有明显的可触及的单侧颈部肿块。如果小朋友看着头颈部一侧偏歪，而摸着颈部却没有肿块，家长们则更要注意，因为有些疾病，如颈部神经损伤、单侧弱视引起的眼性斜颈、骨性斜颈等，都会引发以上症状。

所以，如果发现小朋友颈部有肿块，或者姿态异常问题，还是要及时来医院进行诊治。

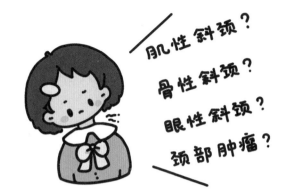

肌性斜颈？
骨性斜颈？
眼性斜颈？
颈部肿瘤？

小儿肌性斜颈与先天性髋关节半脱位

先天性髋关节半脱位，是另一种常见的新生儿畸形，表现为臀横纹有高有低，甚至双腿有较明显的长短差异，如果不及时治疗，会对孩子今后的行走、运动产生较大影响。这个病，是在腿部，看着和颈部的肌性斜颈没什么交集，但近些年通过大量的临床数据发现，它们之间存在着非常密切的"同病"关系。在患有肌性斜颈的小朋友之中，有10%～15%合并有小儿髋关节半脱位。所以，在诊治过程中，医生会特别关注相关症状，并通过检查来进行比较和确认。

眼睛的秘密

眼睛，常常被称作"心灵的窗口"，眼睛若出现问题，可千万不能小觑。尤其是很多小朋友，还没开始读书就出现了很多视力问题，家长朋友们肯定很头疼。其实，我们完全可以通过中医的方法来保护我们的眼睛，不仅可以有病治病，还能无病防病。那么接下来，我们就一起来了解我们的眼睛，了解眼睛的秘密。

眼部疾病种类多，一不小心就中招

眼睛作为我们很重要的器官，一旦出现问题，会对我们的生活产生很大的影响。目前，青少年眼部疾病分布情况大致如下：屈光眼肌病变约占眼部疾病的35.33%，眼外伤所占比例约为11.63%，白内障为6.28%，角膜病为4.76%，沙眼为4.54%，眼底病为1.17%，遗传性眼病所占比例约为1.22%，肿瘤约占0.54%，青光眼约占0.43%。听到这些病名，大家可能会有些陌生，但是这些疾病未必会离我们很远，所以保护眼睛至关重要。

穴位按摩有奇效，找准穴位并不难

我们眼睛周围有很多穴位都能缓解视觉疲劳，通过长期的临床实践，我们发现在这些穴位中，有几个穴位缓解视力疲劳、保护眼睛的疗效十分显著，且定位简单，方便大家自己定位，自己按摩，能够很好地达到自我保健的目的。就让我们一一认识一下它们吧。

首先来认识一下睛明穴。睛明穴在面部，目内眦内上方眶内侧壁凹陷中，也就是我们内侧眼角斜上方凹陷处。我们先找到这个穴位，然后用拇指和示指挤按这个穴位。也可以用两个示指点按这个穴位。这个穴位可以每天按摩3次，每次1～2分钟。

第二个穴位是攒竹穴。攒竹穴在我们眉头凹陷中，眶上切迹处，也就是眉毛内侧边缘凹陷处。按摩时我们可以用大拇指或示指按揉。这个穴位可以每天按摩3次，每次1～2分钟。

接下来介绍的这个穴位是鱼腰穴，它是位于额部，瞳孔（眼睛最中间的位置）直上，眉毛中间的穴位。我们如果把眉毛看成一条鱼的话，鱼的中间部位就是鱼的腰部，我国古人喜欢取类比象，所以把这个穴位叫作鱼腰穴。可用大拇指或示指按揉鱼腰穴，每天3次，每次1～2分钟。

第四个穴位是丝竹空。这个名字是不是有点像乐器的名字，没错，丝竹，古指弦乐器，八音之一，此指气血的运行有如声音飘然而至。因此，这个穴位是气血聚集处，有很好的疏通气血、消肿止痛的功效。眼睛红肿或者干痒时，我们都可以按摩这个穴位。丝竹空位于眉梢凹陷处，就是我们眉梢这个地方摸上去有点凹陷的位置，按摩方法同样是用大拇指或示指按揉，每天3次，每次1～2分钟。

还有一个穴位，叫四白穴，这个名字大家是不是有点熟悉呢，没错，我们眼保健操里有一节就是揉四白穴。四白穴位于面部，瞳孔直下，当眶下孔凹陷处。用示指按揉，每天3次，每次1～2分钟。这个穴位对眼睛红、干痒、视物不清有很好的治疗作用，多按摩这个穴位能起到保护眼睛的作用。

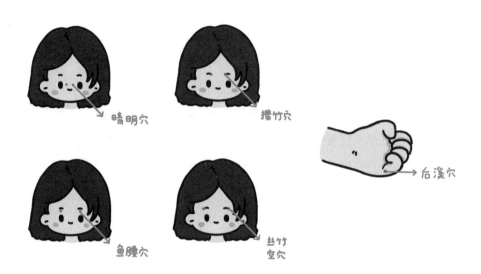

其实，除了我们眼周的穴位可以保护眼睛外，手上的穴位一样有保护眼睛的作用。今天就向大家介绍一个我们手上的穴位，后溪穴。后溪穴为什么可以治疗眼睛的问题呢？这就要从经络角度去解释了，不知道大家有没有听过任督二脉，可能喜欢看武侠小说的读者会有所了解，书中常会提到打通任督二脉，那我们的后溪穴就是通我们的督脉，督脉就在我们后背正中间，通向头部。我们看书时间长了是不是会有点头晕，眼睛模糊，颈椎不舒服呢？督脉如果畅通的话，就能改善我们头部微循环，头部供血充足，视力自然也就好了。此外，后溪穴本身就位于手太阳小肠经上，手太阳小肠经可以到达眼睛内侧和外侧，从循经角度来说，手太阳小肠经上的穴位对保护眼睛很有好处，而选择后溪的最主要原因是它还可以通督脉，强强联合能达到事半功倍的效果。那后溪穴怎么定位呢？微握拳，小指掌关节后尺侧的近端掌横纹头赤白肉际。按摩的时候我们可以两手握拳小指侧相互敲击或者在桌子上压揉此穴。

其实中医还有很多方法可以保护我们的眼睛，比如贴耳穴，一般用中药王不留行子贴压在耳穴上，耳朵上同样有很多穴位是和我们身体上的脏器相通的，比如眼穴，它就位于耳垂处；肝穴，因为肝开窍于目，经常按压肝穴可以清肝明目；神门穴位于三角窝内，对耳轮上下脚分叉处稍上方，这个穴位对保证良好睡眠有帮助，睡眠质量好效率才能更高。

枸杞、菊花、决明子，养眼明目最重要

　　刚才介绍了很多穴位按摩保护眼睛的方法，那么接下来我们讲一下中药对眼睛的保护作用。中药保护眼睛的总原则就是清肝明目、条畅气机，决明子、菊花就有很好的清肝明目、降火的作用，对眼睛红、痒、胀、痛有很好的治疗效果；枸杞能滋补肝肾、益精明目；陈皮能理气健脾、条畅气机；炙甘草味甜，可以调和各种药。这5种药物合用，能达到清肝明目、补益肝肾、条畅气机的作用。

　　保护眼睛，从学习中医开始吧，用一些简单的养生方法，就能缓解视力疲劳，明目醒脑，大家不妨都来试一试。

女性每个月的那些事儿

月经是女性的生理现象，与女性的生长发育、妊娠息息相关，月经的正常与否和女性的健康有着非常密切的关系。首先要了解月经，然后才能学习如何"保养"月经。

月经基础知识

（1）月经是指女性生理上的循环周期，每隔 1 个月左右，子宫内膜会发生一次从自主增厚到血管增生、腺体生长分泌以及子宫内膜崩溃脱落并伴随出血的周期性变化。这种周期性阴道出血或子宫出血的现象，称为月经。月经期流出的血称为经血。

（2）月经的成分主要是血液（3/4 动脉血，1/4 静脉血）、子宫内膜组织和各种活性酶以及生物因子。其中，纤维蛋白溶解酶使经血呈不凝液态，前列腺素起收缩子宫的作用。

（3）出血的第一天为月经周期的开始，两次月经第一天的间隔称为月经周期。正常的月经周期为 28 ～ 35 天，月经来潮的持续时间一般为 3 ～ 7 天。月经周期提前或错后 1 周均视为正常现象。

（4）初潮年龄在 10 ～ 17 岁，初次来潮起 2 年内出现月经不规律属于正常的生理现象。绝经年龄通常在 45 ～ 55 岁。

常见的月经疾病

1. 闭经

闭经分为原发性闭经和继发性闭经。原发性闭经是指女性超过18岁仍无月经来潮，继发性闭经是指曾有过正常月经，现停经3个月以上，但不包括妊娠、哺乳、绝经所致的停经。

2. 痛经

痛经是指月经前后或月经期出现的下腹部疼痛、坠胀感，伴有腰酸或其他不适。疼痛常呈痉挛性，通常位于下腹部耻骨上，可放射至腰骶部和大腿内侧。剧烈疼痛者可出现面色苍白、恶心、呕吐、出冷汗等症状，严重时会影响正常生活和工作。痛经也可分为原发性痛经和继发性痛经，其中原发性痛经又称功能性痛经，指无器质性病变的痛经，而继发性痛经又称器质性痛经，指由盆腔内器质性病变引起的痛经，如子宫内膜异位症、子宫腺肌症等。

3. 月经不调

月经不调主要是指月经周期或出血量的异常，也包括月经前、经期时的全身症状。常包括月经提前、月经延迟、月经过多、月经过少等情况，痛经和闭经也属于月经不调的范畴。病因可能是器质性病变或是功能失常。

4. 卵巢早衰

卵巢早衰全称为早发性卵巢功能不全，指女性在40岁之前出现的性腺功能减退，表现为继发性闭经、不孕，常伴有潮热、夜间睡眠过程中出汗、失眠、记忆力减退等围绝经期症状。

中医对月经的认识

在中医里，我们称子宫为胞宫，女性胞宫周期性地出血，月月如期，经常不变，称为"月经"。因其如月亮的盈亏，海水之涨落，有规律地每月来潮一次，故又称为"月事"。经血也叫"天癸"，"天"意为源于先天，"癸"是指天干中的癸水，有阳中之阴的意思。中医中的天癸并不单指女性的月经，而是指先天的肾精所化精气，故男子的"精"也称为天癸。

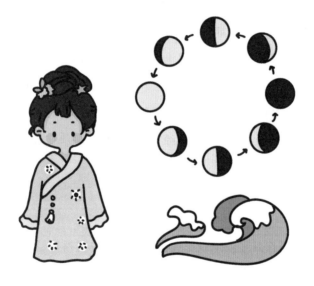

中医认为人体正常的月经是女子发育成熟的标志之一。

《素问·上古天真论》中记载："女子七岁，肾气盛，齿更发长；二七而天癸至，任脉通，太冲脉盛，月事以时下，故有子；三七，肾气平均，故真牙生而长极；四七，筋骨坚，发长极，身体盛壮；五七，阳明脉衰，面始焦，发始堕；六七，三阳脉衰于上，面皆焦，发始白；七七，任脉虚，太冲脉衰少，天癸竭，地道不通，故形坏而无子也。"

《黄帝内经》中以男子8岁、女子7岁为一阶段，二七指14岁，三七指21岁，以此类推，讲述了各个阶段肾气盛衰的规律，由此说明肾气是决定生殖功能盛衰和机体生长发育的重要因素。

中医上认为肾为先天之本，先天之精藏于肾，精化为气，后又受五脏六腑后天之精滋养。月经除了与肾脏关系密切，还与肝、脾两脏息息相关。肝主藏血，主疏泄，若肝气郁结，则容易引发乳腺增生、子宫肌瘤、月经不调，并且十分影响情绪；而肝血不足的女性，子宫容易萎缩，卵巢容易早衰。脾为后天之本，主运化，所有吃进去的东西都要靠脾运化吸收，转化为水谷精微滋养五脏六腑；且脾主统血，脾气化液而生血，健脾为调经之要也。

以经脉而论，月经与任脉、冲脉关系密切。任脉为阴脉之海，冲脉又称"血海""十二经脉之海"，任脉和冲脉的盛衰对机体的生育功能有重要影响。

经血的形成，与气、血有着最根本、最密切的关系。经血本就是血，而气为精血生化之源，气盛则血充，气、血任何一者出现问题，都会互相影响，进而影响经血，气虚则血亏，气滞则血瘀。

女性的月经周期里，经后期（来潮前2周）是周期中气血最盛的阶段，经前期（来潮后2周）是气血渐强的阶段，经期则是女性身体"新血未生、旧血未去"的最为薄弱的时期，也是阴阳相生、顺承的重要时期。每一个阶段都应好好调护自己的身体。

调理主要在日常生活之中，好好睡觉、好好吃饭就等于成功了一半，比吃什么补品都有用。

长期睡眠不足的女性容易月经过少，就是伤了气血，无以生经血。睡眠是很好的补血养颜方，只要一段时间睡眠好，整个人看上去就会容光焕发，皮肤细腻而有光泽，心情也会比较好，身体总是充满活力。反之，经常熬夜时，皮肤就会变得很差，粗糙、缺水、长皱纹、长色斑，整个人看上去很憔悴。因为睡眠是天然的补品，只要睡好觉，五脏六腑的经气和顺，月经血就会慢慢补回来。

脾为后天之本，所有吃进去的东西都要靠脾运化吸收，且脾喜燥恶湿，过多摄入肥甘厚腻的食物会对脾造成过大的压力，导致脾失健运，水湿停滞，气血生化受到阻遏。

　　同时，保持愉快的心情也非常重要。肝主疏泄，坏的情绪容易导致肝气瘀滞，同时肝郁气滞的人也更容易心情抑郁。

月经的中医调护

中医有一些调护月经的好方法，比如食疗、穴位按摩等。

食疗：

1.补肝血调月经的泡茶方：玫瑰花、山楂片、红枣、枸杞、郁金。

2.健脾祛湿食补方：茯苓、炒白术、炙甘草、山药。

穴位按摩：

足三里：补气第一穴，在小腿外侧，膝眼下约4指，胫骨外1横指处。

三阴交：肝、脾、肾3条阴经交会之处，在内踝尖上约4指，胫骨内侧缘后际。

阴陵泉：治痛经特效穴，在小腿内侧，胫骨后缘。

关元：肝、脾、肾3经与任脉交汇处，在下腹部，脐直下约4指。宜温灸。

中医美容秘籍

慈禧太后与美容养颜

慈禧太后除了大家所了解的是中国最后一个掌握国家权势的女性外，她还特别爱美，注重保养。太后早晨5点起床，8点临朝听政，中间的3个小时都在洗脸化妆梳头。慈禧太后命她的太医寻找医书，为自己量身定做了一套美妆流程：热毛巾敷脸→香皂洗脸→泡手→化妆梳头喝银耳汤。

第一步是拿热毛巾敷脸。这是为了让毛孔彻底地打开。毛巾是特制的，非常的柔软，也非常的细腻，水也是放了香料的热水。敷到脸上的时候，可以让脸上没有皱纹，而且慈禧敷脸的时间很长，差不多能敷上半个小时。这样做的好处就是会减少很多皱纹。

第二步就是洗脸了。香皂是她的必备，她的香皂是一小粒一小粒的，每次洗脸都用3粒。而且她的香料配方也非常的讲究，里面有麝香、冰片，还有莲花的花蕊等各种名贵的香料和难以得到的中药。

洗完脸以后还要泡手，她有一个专门用来泡手的银洗手盆。要用毛巾轻轻地把她的手包起来，然后再放到脸盆里面浸泡，这样的流程需要重复4次。

手泡好以后就要化妆了，她脸上用的是顶级的香粉，手心也需要抹上一点胭脂，这样才显得好看。她的发型都比较复杂，梳好了发型还要插各种各样的首饰。梳完头发以后，慈禧还会喝一碗银耳汤，银耳汤也对皮肤有好处。

晨起有护肤美妆，那晚上的皮肤保养怎么办呢？慈禧的太医团队就想到了"敷面膜"这个方法。

清朝那时候还没有面膜纸和化学合成的各种精华，那这时候就要提到慈禧特供的王牌产品——玉容美颜散了，其组成为：白芷、白蔹、白茯苓、白芍、白术、白僵蚕、白附子、杏仁等。

中国的美容术

我国是世界上最早发明美容术的国家，现存最早的中医方书——湖南马王堆出土的《五十二病方》中就记载了除疣消瘢的美容药方。

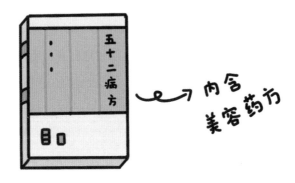

1. 药食同源保养美颜

"药食同源"指许多食物即药物，它们之间并无绝对的分界线，古代医学家将中药的"四性""五味"理论运用到食物之中，认为每种食物也具有"四性""五味"。"药食同源"是说中药与食物是同出一源的。《淮南子·修务训》称："神农尝百草之滋味，水泉之甘苦，令民知所辟就。当此之时，一日而遇七十毒。"可见神农时代药与食不分，无毒者可就，有毒者当避。生活中常见如刀豆、山药、山楂、龙眼肉（桂圆）、百合、姜（生姜、干姜）、枸杞、荷叶、菊花、黑芝麻、蜂蜜、橘皮、薄荷等都属药食同源范畴。

2. 中医外用美容术

（1） 针灸美容法：是从中国传统医学的整体观念出发，以针灸方法为手段，通过对局部皮肤及穴位的刺激，达到养护皮肤、美化容颜、延缓衰老、治疗面部皮肤病目的的一种方法。具有简便易行、无毒无害、安全、效果迅速、适应证广等特点。

（2） 推拿美容法：是通过调节脏腑组织的功能，调动肌体内在因素，协调阴阳，调节气血，消除引起损容性皮肤问题的原因，使肌体达到正常的生理状态。它通过经络的调整功能，调节肌体内部的功能状态，从而达到祛病、健身、延衰养颜的目的，是一种调理和保健的方法。

（3） 刮痧法：原本是医疗方面的方法，却可将中西式美容合二为一。在皮肤纹理美容的同时进行穴位刮痧，从而达到美容的效果，这是其他美容方法所不能及的。

· 拓 展 故 事 ·

碾槽：古代中药房碾药常用工具有舂桶和碾槽。碾槽据传与华佗行医有关。传说当时有一姓王铁匠，无儿无女，开了个小铁匠铺，靠打制农具为生。一天因炉里爆炸，他被烧成重伤，因没钱治疗，只好硬挺着，小铁匠铺也停业了。华佗知道后，每天到王铁匠家为他治伤，至于药钱华佗只字不提。王铁匠心想，华佗肯定记了账，于是省吃俭用，积攒了一些银钱，伤好后便来到华佗药铺付账。其实，华佗根本就没记账，见王铁匠来付药钱，就说："你的伤好了，我就高兴，药钱不用再提啦！"王铁匠再三要给，华佗执意分文不收。王铁匠感动得直流泪，回到家里，越想越感不安，想到华佗为他治伤碾制药面时，累得满头大汗，就决定给华佗铸造一个能碾碎药物的器具，以减少华佗和徒弟碾药时的劳累。经过反复琢磨，王铁匠铸成了一个凹字型的药槽和一个圆轱辘，用圆轱辘在槽里来回碾。自己拿一些干树枝叶和小石子之类来一试，还真管用。可这东西叫什么名字呢？他正想着，一位教书老先生来铺子打东西，王铁匠就把自己报恩的缘由说了一遍，请老先生给起个名字，老先生想了想说："就叫惠夷槽吧！惠是赠，合救命报恩之意；夷是平安，表示把你的伤治好化险为夷；槽，碾药之器。这就把你的心意全包含进去了。"王铁匠听了，正合自己心意，连声说："好，好，就叫惠夷槽。"便立即送到华佗药铺。从此以后，惠夷槽成了医家必备之物，流传下来。因为惠夷槽主要是用来碾药的，所以人们又称其为药碾子。

漫谈中国历史上的减肥妙招

风消绛蜡，露浥红莲，灯市光相射。

桂华流瓦。纤云散，耿耿素娥欲下。

衣裳淡雅，看楚女纤腰一把。

箫鼓喧，人影参差，满路飘香麝。

——［宋］周邦彦《解语花·上元》

在减肥这条道路上，可谓是路漫漫其修远兮，自古就有人为之上下求索。

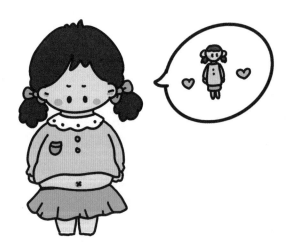

中国的减肥历史

1. 看春秋

中国历史上记载的全民减肥时代最早可以追溯到春秋，相传楚灵王生性残暴且癖好特殊：就是喜欢纤纤细腰的美人儿。身边的人为投其所好，从朝廷臣子因为害怕"水桶腰"失去大王宠信，每天只吃两餐饭，到后宫嫔妃为争宠节食，但是又实在忍受不了饥饿感，有人直接生吞布帛，变相"缩胃"缓解饥饿。

可见那个时期的减肥主要靠节食但是由于方法极端，风评很差。

2. 看西汉

时至西汉，大名鼎鼎赵飞燕横空出世，传闻她只有40 kg，而且唱跳俱佳，其"掌中舞"在如今的荧幕上仍是神话一般的存在。相传她可以在宫女手托的水晶盘上翩翩起舞，凭借掌上舞娘的初代女团形象为世人津津乐道。

考古她保持体重的秘密，史料记载不一，但笔墨最多的是通过药物减肥，据说她是内服仙人掌，外敷"息肌丸"，用大量的药材保持身材，《甄嬛传》中也有提及这段。查阅息肌丸的成分，含有大量的麝香、鹿茸等药材，长期大剂量使用会导致女性不孕，出现内分泌紊乱，卵巢功能损耗从而引发月经周期性紊乱甚至闭经。

也就是说赵飞燕是中国历史上较早使用减肥药的女性，且其使用的药物往往弊大于利，无法两全。

3. 看明宋

时间转到宋明时期，历史上首次出现了"百扣衣"。所谓百扣衣，顾名思义，就是用很多扣子对身体进行紧勒和压缩，再套上衣服，看起来就很瘦了。纽扣从最初的100个逐渐增加到200个，以增加塑形的效果，在王公贵族等身份象征的阶级中广为盛行，我们可以理解为，宋明时段是我国历史上首个借用物理减肥的朝代。

大家凭借着对苗条身材的渴望，对使用外力减肥等方面进行了初步探索，并逐步演化成今天的塑形衣。

然而，在古代，不管涌现出何其纷呈的减肥方法，减肥始终是人们解决了温饱之后延伸出来的高级社会活动。那随着时代发展至今，减肥方法同上古智慧不断改进，不少知名医家的理念更是成为当代科学减脂的基础和启迪。

名医减肥有多妙

1. 华佗：有氧健身操"五禽戏"的创始人

相传三国神医华佗，100多岁时身体仍然硬朗，容貌如同中年人，黑发满头、牙齿完整、步履稳健。他的2个学生——吴普和樊阿也都活到了90多岁，且依旧耳聪目明。在那人生七十古来稀的年代，华佗与其学生能享如此高龄，实在不可思议。究其缘由，应归功于一项健身运动——五禽戏。

华佗本人非常注重身体锻炼。他认为，人要通过体育运动和劳作来促进血脉流通，减少疾病的发生。他曾言："人体欲得劳动，但不当使极尔。动摇则谷气得消，血脉流通，病不得生。譬犹户枢终不朽也。"这句话的意思是：人们通过经常性地参加体育锻炼与劳作，能够加快血液循环以及食物消化，从而增加机体代谢，减少疾病的发生，这就如同门轴一样，只有经常转动才不会腐烂。每天的运动不求剧烈，但求任力为之，以汗出为度，这与今天提倡的科学地进行有氧运动异曲同工，就此华佗完全称得上是"迈开腿"的健身鼻祖。

2. 张仲景：健脾祛湿消水肿达人

肥胖千千万，水肿占一半。

东汉末年张仲景在《伤寒杂病论》中针对生理和病理性水肿，研制出苓桂术甘汤、五苓散、真武汤等多种广为流传的名方。相传有一位南阳府台家的仆人，从五月初的时候就开始腹泻、浑身乏力，饭后腹胀、进食没多少，身体却异常的水肿肥胖。不仅如此，其他仆人也慢慢出现类似的症状，都是从腹泻开始逐渐转化。府台请了很多当地的名医均无收效。最后请来了张仲景诊治，他发现仆人的舌苔发白且厚，并伴随着酸腐的口气。于是就让仆人们用冷水煎服茯苓、干山楂、薏苡仁、决明子、蜂蜜等药物，同时要求其改变饮食习惯，避免吃过夜的剩饭剩菜及过于生冷的凉菜，注意饮食规律、定时定量。2个月后仆人们的病情果然逐渐好转，别无他症。

这个方子被张仲景记载进了《伤寒杂病论》。所谓"诸湿肿满皆属于脾"，其主旨就是在不伤害脾胃运化能力的基础上借助利尿发汗来疏布津液，增加代谢。

当然这里张仲景针对的是临床上的病理性水肿，日常的生理性水肿还与摄取钠盐过多、运动过少、喝水量少、熬夜以及女性生理周期相关。

但张仲景留下的利水验方也为后人减肥的食疗食谱奠定了依据，如今人们减肥时常用的茯苓、薏苡仁、玉米须等多是当时方中药材，在利湿的同时强调健脾是长久减肥、健康减肥的重要原则之一。

3. 孙思邈：按摩揉腹，懒人减肥都爱它

揉腹按摩，在我国已有数千年历史。早在南北朝齐梁时期，达摩写的《易筋经》中就有揉腹三法，而唐代孙思邈也以"食后行百步，常以手摩腹"作为自己保持肠胃通畅的益寿之道。孙思邈认为坚持揉腹自能"通和上下，分理阴阳，去旧生新，充实五脏，驱外感之诸邪，清内生之百证，补不足，泻有余，消食之道，妙应无穷，有却病延年实效耳"。

与之相似的，可追溯到元朝女子的"燃脂减肥黑科技"——鬃刷刷体减肥法。

所谓的"鬃刷"就是用马或猪等脖颈上硬毛做成的工具。依次由左上肢外侧、内侧，右上肢外侧、内侧，左下肢外侧、内侧，右下肢外侧、内侧及臀部、腰背部、后颈、腹部、胸部刷身。各部位反复刷至发热，皮肤呈微红色为止。这种减肥方法相当于我们如今用的经络刷和刮痧板等工具，意在通过疏通身体各部位的淋巴和经络，使

之气血畅通，加速新陈代谢，排除水肿，以达到瘦身的效果。

减肥，中医怎么做？

肥胖与高热量和高脂肪食物的摄入，体力消耗过少，遗传基因，以及胰岛素、性激素等内分泌影响密不可分，常常不仅只有单一因素致病，还更多的与遗传、生理、环境、社会等复杂因素交错相关。中医理论中，始终强调减肥和养身治病并不矛盾，因此也涌现出汤剂、外用敷贴、针灸等多种治疗手段帮助解决减肥中遇到的难题。

具体又将其细分为六法。

1. 和胃消脂

饮食肥甘太过，油脂黏腻先壅于胃，往往脘腹饱胀，口味秽浊。及早用山楂、大麦芽、莱菔子等药以和胃助消化，甚为应手。

2. 活血行瘀

活血行瘀即用药物或针灸扩张冠状动脉，增加血流量，降低血脂，防止斑块形成并促进其消退。常用活血行瘀降脂药物包括当归、川芎、丹参、赤芍等善于活血调经止痛、活血动血之品。兼有瘀阻刺痛者，多选用三七、蒲黄。

3. 宽胸化痰

人们常说，"肥人多痰，胖人多湿"，这种痰显然是指肥胖之痰浊，也就是脂肪过多。临床所见肥胖兼济动则气短、胸闷，身体沉重，乏力者。常用药物如瓜蒌、薤白、枳实、枳壳俱能宽胸化痰，配陈皮、半夏即为温胆汤法，千百年来沿用不替。

4. 疏肝利胆

对于现代意义上脂肪肝患者，此法效果良好。疏肝利胆的常用药物如下：茵陈，是中医治疗黄疸的专用药，有很好的利胆作用。莪术、姜黄、郁金三味药为同科药物，均能疏肝、利胆、降脂，常与茵陈配合同用。柴胡疏肝散（柴胡、枳壳、芍药、甘草、香附、陈皮）可作为常用成方，随症加减。决明子能清肝明目，平素可泡茶饮用，有泻肝火降血脂的功效。

5. 利尿渗湿

中医学认为：湿盛生痰，水湿代谢失常易与血液相混，清浊不分，血脂升高。采用利尿渗湿法降脂减肥是一种最平稳的方法。有一患者患肥胖型高血压，嘱其天天吃冬瓜粥，一日三餐不要间断。本草文献中提及冬瓜有利水作用，并有"瘦人忌"的记载。该患者吃冬瓜粥以后，每天小便增多，每日5～6次。1个月以后，患者体重减轻，血压也很平稳。此外，泽泻为利尿渗湿的常用药，近人研究也有降脂作用。茶树根、玉米须都有利尿之功，俱可作降脂药用。

6. 泻下通便

顾名思义，即是解除便秘，泻下减肥，但除通便猛药外，中药还有不少如火麻仁、郁李仁、肉苁蓉、何首乌等能养血润肠，治疗血虚肠燥的润下之品，可达缓泻之功。

综上，不难看出此六法分别从消食，减少多余摄入，行血改善血脂，化痰健脾祛湿，疏肝调理脂肪肝，利尿发汗以渗湿，泻下增加排便等方面入手，再配合上穴位刺激来疏通经络，以达到控制饮食增加代谢的效果，其道理与现代减脂不谋而合。

"迷路"的子宫内膜
——你了解子宫内膜异位症吗?

王女士这两年的痛经越来越厉害,一到月经期,王女士就小腹疼痛,脸色发白,大汗淋漓,还伴有肛门坠胀、月经期拉肚子的情况,有时甚至服用止痛药也不能缓解疼痛,最近王女士去医院检查后,发现卵巢上长了个包块,医生说这是异位的子宫内膜引起的,也是她痛经的罪魁祸首。

赵女士最近得了一种怪病,每到大姨妈期间都会无缘无故流鼻血,大姨妈一结束,鼻血也不流了。去医院检查后发现鼻子没有问题,之后因为月经不调到妇科就诊检查,才发现每月的流鼻血居然是子宫内膜异位引起的。

事业有成的孙女士和丈夫为婚后多年不孕苦恼不已,刚结婚时,孙女士曾怀孕一次,但当时因打拼事业没有生孩子的计划,进行了人流术。术后孙女士出现了经期腹痛的情况,刚开始疼痛并不明显,最后却越来越痛。两人为再次怀孕也认真准备了多年,但都没有消息。到医院进行腹腔镜检查后,医生说是子宫内膜异位症引起的不孕。

这些患者都被诊断为子宫内膜异位症,异位的内膜引起的症状各不相同,至今其发病原因仍不清楚,且易复发,治疗棘手,也被称为"谜一样的疾病"。近年来,子宫内膜异位症的发病率逐年上升,年龄也趋向年轻化,就让我们通过本文来揭开它神秘的面纱,了解一下这个疾病。

什么是子宫内膜异位症?

子宫内膜异位症,简称内异症,是指具有生长功能的子宫内膜组织出现在子宫腔被覆内膜及子宫体肌层以外的其他部位所引起的一种疾病。

简单来说,子宫内膜是子宫内壁的一层组织,每个月会随着月经周期规律地脱落与修复。月经时,子宫内膜形成经血脱落排出体外,随后新的内膜又长出来,待下一次月经周期再次脱落。如果原本长在子宫腔内的内膜"迷路"了,没有待在应该在的地方,而是跑到了宫腔以外的部位,因"迷路"的子宫内膜也是有功能的,会随着月经周期性出血,那么,随着子宫内膜在这些部位的生长、浸润和反复出血,就会导致子宫内膜异位症的一系列症状。如果"迷路"的子宫内膜来到卵巢,形成卵巢内膜样囊肿,随着内膜的周期性出血,囊肿内积血越积越多,且没有出路,陈旧性积血便会形成稠厚的囊液,看上去像巧克力色,因此又被称为"巧克力囊肿"。如果"迷路"的子宫内膜来到了鼻、肺、膀胱、直肠等部位,随着内膜的周期性出血,那么在经期会出现鼻血、咯血、尿血、便血等症状;如果"迷路"的子宫内膜来到了脐、剖宫产切口处等,随着内膜的周期性出血,这些部位会形成包块,月经期也会作胀疼痛。

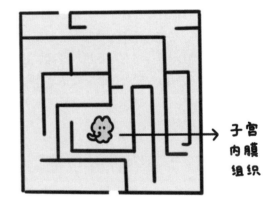

子宫内膜组织

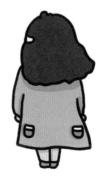

子宫内膜异位症的症状有哪些?

（1） 疼痛：继发性、进行性加剧的痛经，疼痛部位固定不移，多位于下腹深部和腰骶部，可放射至会阴、肛门或大腿内侧。常于经前 1 ～ 2 天开始，经期第 1 天最为剧烈，之后逐渐减轻。若直肠子宫陷凹及子宫骶韧带有病灶时可伴有性交痛、肛门坠胀感，经期加剧。疼痛程度与病灶大小不一定成正比，粘连严重的卵巢子宫内膜异位囊肿患者可能并无疼痛，盆腔内小的散在病灶却可能导致剧烈疼痛。若卵巢子宫内膜异位囊肿破裂时，可引起突发性剧烈腹痛，伴恶心、呕吐和肛门坠胀。

（2） 月经异常：经量增多、经期延长或月经淋漓不净。

（3） 不孕或流产：约 50% 的患者伴有原发性或继发性不孕，约 40% 会发生自然流产。

（4） 其他：肠道内异症可见腹痛、腹泻或便秘，甚至周期性少量便血；膀胱内异症或输尿管内异症可在经期出现尿痛、尿频和血尿；呼吸道内异症可见经期咯血及气胸；瘢痕内异症可见瘢痕处结节于经期增大，疼痛加重。

如何诊疗子宫内膜异位症?

子宫内膜内异症诊断的金标准是腹腔镜和组织病理学，可通过 B 超、CA125（糖类抗原125）、CT（电子计算机断层扫描）、MRI（磁共振成像）等其他辅助检查排除恶变。

（1） 西医治疗：任何疾病的治疗不外乎保守治疗和手术治疗，子宫内膜异位症也是如此。保守治疗包括口服避孕药、GnRh 针、孕激素、孕激素受体拮抗剂、雄激素类衍生物等，手术治疗如腹腔镜下囊肿剔除、B 超下囊肿穿刺、子宫或者卵巢切除、子宫内膜异位病灶切除等。子宫内膜异位症手术后仍易复发，及时手术后，仍需要长期随访治疗。

（2） 中医药治疗：子宫内膜异位症属中医"痛经""月经不调""不孕症"及"癥瘕"等范畴，主要病机是血瘀。临床上医生通过对患者望、闻、问、切，进行辨证论治，运用中医药治疗，具有一定的优势，中医药在减轻痛经，减少术后复发，促进生育方面有着较好的疗效。另外，还可以结合中药灌肠、针灸、穴位敷贴等方式治疗该病。

如何做好子宫内膜异位症的自我调护？

子宫内膜异位症是育龄期妇女的多发病、常见病，病变广泛、形态多样，具有侵袭性和复发性，以及性激素依赖的特点。本病需像糖尿病、高血压病一样，进行长期管理，患者平时也要注意做好自我调护，注意养成健康的生活方式。

1. 饮食方面

（1） 注意休息，加强营养，增强身体抵抗力，多食新鲜蔬菜水果，增加维生素。

（2） 忌食生冷、辛辣刺激性食物。

（3） 在应用药物治疗时，有可能会出现恶心、呕吐等不适症状，可进食高蛋白质、高热量、易消化的清淡饮食。

2. 活动方面

（1） 急性期应卧床休息，以减轻疼痛和不适。

（2） 如伴有巧克力囊肿的患者，特别是囊肿较大时，应避免剧烈活动，以免囊肿发生破裂。

（3） 避免过度劳累和精神疲劳，以免抵抗力下降使症状加重。

（4） 若症状严重影响休息，患者应及时到医院就诊。

3. 心理方面

（1） 积极面对疾病，了解本病相关知识。消除焦虑、恐惧、紧张等心理状况，积极配合医生治疗。

（2） 增强信心，坚持治疗。

（3） 保持良好的心理状态，避免不良情绪。

4. 经期保健

（1） 避免经期剧烈运动。

（2） 禁止经期性生活，减少非意愿妊娠。

多囊卵巢综合征你了解多少

胖胖的小珍结婚3年了,自小形体较为丰腴的她不知道为什么婚后更是像充了气的气球,一发不可收拾。除了体形的变化,小珍的月经也一直不太规律,两三个月才来一次那是家常便饭,严重的时候甚至超过3个月也不见月经的影子。她只是懵懂地觉得自己的内分泌大概是出了问题,但这并没有引起她足够的重视。这些天,新的问题让她和老公焦虑不已,原来结婚3年的他们,在1年多前已经在双方父母的催促下,把怀上宝宝这件婚后大事提上了日程。但经过1年多的努力,小珍的肚子却并没有什么动静,在家人的督促下,小珍终于来到医院寻求妇科医生的帮助,想看看自己到底是哪里出了问题。

小珍:"医生,我和老公已经备孕1年多了,但从没有怀上过,我是得了不孕症吗?"

医生看了看小珍问:"你是不是月经也不太规律?经常要推迟啊?"

小珍:"是呀,我的月经从小就不太好,几乎没有准时'报道'过,然后我人却是越来越胖,现在感觉不吃也胖,医生,是不是不来月经人就会发胖啊?"

医生:"是的,月经不规律大都是内分泌异常所引起的,现在你首先要做一些相关的检查,包括子宫附件的B超,性激素六项和甲状腺功能的检测,空腹和餐后的血糖与胰岛素水平的检测,等这些检查结果出来,问题估计就清楚了。"

1 周后，小珍拿着她的检查结果，再次找到医生。医生发现她的检查报告提示：促黄体生成素、睾酮指数、C 胎、胰岛素均有增高。B 超提示：双卵巢多囊样改变。结合小珍的临床表现，医生诊断她为多囊卵巢综合征。

什么是多囊卵巢综合征？

多囊卵综合征（PCOS）是育龄妇女最常见的内分泌疾病。病因至今尚不清楚，目前多认为与基因异常和一些环境因素相互作用有关。临床表现为月经周期不规律、不孕、多毛或痤疮等。远期产生心血管疾病、糖尿病、肥胖症、子宫内膜癌的概率数倍于正常人。

本病中医无文献记载，从症状看属中医"月经不调""闭经""癥瘕""不孕症"范畴。本病以肾、脾、肝三脏功能失调为本，痰湿、血瘀为标，且两者互为因果作用于机体而致病。故临床以虚实夹杂证多见。盖肾气不足，冲任亏虚，气血不足，则经行失时、经闭不行；肾虚及脾，化生无源，血行凝滞，渐成癥瘕；肾虚痰浊，脂膜壅塞，阻遏两精相搏，以致不孕。

多囊卵巢综合征应该如何治疗呢？

多囊是慢性病，有可能伴随终身。故患者应该做到以下几点。

（1） 调整生活方式，主要指控制体重和增加体育锻炼。

（2） 对于没有生育要求的患者，以中西医结合，调理月经为主，对多囊的患者我们不强求每个月准时来月经，但超过 2 个月没有来的话，就应该及时就诊，因为我们要保证 3 个月之内要来一次月经，因为长时间的停经可能会导致子宫内膜的病变。西药可采取口服避孕药和孕激素后半周期疗法。中医则依照中医辨证与辨病相结合的治疗原则，顺应肾气在女子不同生理阶段和月经周期的盛衰变化，可服用中药育肾培元、健脾化痰、理气活血，调节肾-天癸-冲任-胞宫生殖轴功能。

（3） 对于有生育要求的患者，则以促排卵为主，同样可以采用中西医结合的方法，促进卵泡的生长，提高受孕的成功率。西药常用的有氯米芬、来曲唑、促性腺激素等，对一些难治性患者，可采用辅助生殖技术。中药也可以通补兼施，阴阳并调，为按期排卵创造有利条件，并适当配合针刺、穴位贴敷等中医适宜技术，促进排卵。中医的调理不仅能帮助自然受孕，也能够大大提高试管婴儿的成功率。

（4） 对于肥胖或者有胰岛素抵抗的患者，可采用二甲双胍治疗。

（5） 同时，要预防多囊卵巢综合征的远期并发症，控制好血糖、血压、血脂，注意心脑血管的问题。

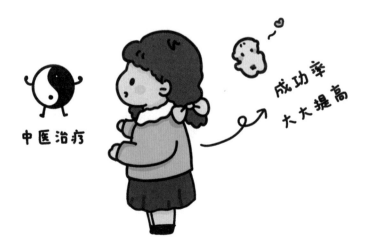

中医治疗

成功率大大提高

　　对于多囊卵巢综合征患者来说，应该少食多餐，加强运动，和高糖、高脂的食物说拜拜，并且在医生的指导下开始测量基础体温，了解自己的排卵情况。多囊不是什么大病，不会威胁到患者的生命，也不会让你怀不上、生不下，只是比普通人稍微困难了一些。只要在医生的指导下，遵医嘱，医患配合，一定能得到一个满意的结果。

张口咔咔响?
小心是颞颌关节紊乱!

你听过颞颌关节紊乱吗?

如果张大嘴巴时,下颌会痛;吃东西时耳朵前方有咯咯的声响,有痛的感觉;开口不顺有卡卡的感觉;甚至时常出现头痛(可能单侧或两边都痛),且越来越痛等症状,就是颞颌关节紊乱的警讯,要尽快寻找医生求助。随着生活节奏加快且颞颌关节及肌肉长时间紧绷,越来越多人患上了颞颌关节紊乱。

颞颌关节紊乱虽不会致死,但痛起来真的要人命!

为什么会出现颞颌关节紊乱?

颞颌关节功能失常的原因,目前医学尚无定论。根据症状来说,临床上多归咎为过度咀嚼硬食、牙齿咬合不正、夜间磨牙力道过大、压力大牙关紧咬等因素。产生上述症状的主要原因是脸部关节运动不顺、产生阻力,并发出咯咯的弹响,严重时甚至会使关节错位、脸部歪斜、下巴无法顺利开合,若合并咬牙切齿的坏习惯,可能引发头痛、头晕、耳内疼痛、耳鸣,影响生活品质,且导致病情加重,发生咀嚼功能异常、下颌歪斜、脸部变形等状况。

还有很重要的一点，现在很多人因为长期不良姿势导致头部前倾，这样也会容易引起颞颌关节周围肌群紧张从而诱发关节紊乱！

颞颌关节紊乱的好发人群？

由于女性本身的骨质密度、肌肉量比男性低，因此相同频率的使用量，女性发生颞颌关节紊乱的概率较男性高，女性与男性比例约（8～10）：1。以下为临床上常见的原因，有些人可能同时有2个以上的原因，原因依照好发率由高至低排列。

（1）颞颌关节及肌肉长时间紧绷的人（约占80%）：颞颌关节紊乱与压力有很大关系，有些人面对压力时，会不自觉让颞颌关节及肌肉长时间紧绷。颞颌关节紊乱常发生在中年人身上，主因是生活压力大，常忙于工作、教养孩子、照顾年长父母等，故而常使自己肌肉紧绷。不过，也并非只有中年人才会发生，生活或者工作、学业压力大的人也会有此症发生。一般人一天牙齿接触的时间，仅约17.5分钟，但有些人易紧张、焦虑、求好心切，就算是打字或切菜，只要专注或紧张，便会咬紧牙关，导致长时间肌肉收缩、变硬。因为长期紧咬牙关，导致肌肉疲劳，容易造成关节运动时两侧肌肉不当拉扯，而导致关节盘软垫移位变形。

（2）全身性韧带松弛症候群（占10%～20%）：如果妈妈先天有颞颌关节韧带松弛的现象，小孩通常也会有这种症状。由于关节的活动范围被韧带控制，倘若韧带松弛，易导致关节活动范围过大，造成颞颌关节过度往前移位，骨头间易因摩擦而产生沙沙音。关节盘软垫变形、移位，也会导致颞颌关节紊乱。关节运动时需关节盘软垫缓冲，若因先天或后天（如惯用单边咀嚼、习惯性咬紧牙关）等因素，导致关节盘变形、移位，严重时，张闭口便会发出弹响声，两骨间也会发生摩擦，甚至导致关节炎。不过，虽然有些人天生关节位置不正确或关节盘较薄，却不代表一定会有问题，必须与关节功能做联结。大部分的颞颌关节紊乱，还是与后天的生活压力导致颞颌关节及肌肉长时间紧绷有关。

· 实 践 园 ·

根据国外研究显示，全球约有 1/3 的人曾有颞颌关节疼痛，其中有 1/4 人出现弹响声或肌肉疼痛，但真正寻求治疗的民众却仅占 10%。颞颌关节紊乱常伴随其他细微症状，如头痛、耳鸣或睡眠品质变差，很多人很容易看错科别，感到牙痛去看牙科、头痛去看神经内科，关节发出弹响声则去求助骨科或康复科。有时在休息之后，轻度颞颌关节紊乱症状会暂时性好转，患者常以为自己已经痊愈，但关节的磨损、压迫，仍持续累积，直到某天因打个哈欠或咬食物等因素，就会导致关节崩坏。

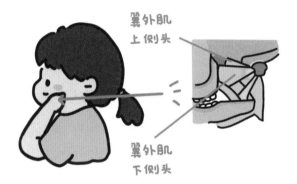

翼外肌 上侧头

翼外肌 下侧头

自我检查颞颌关节障碍症的简易方法

若出现以下任一项，应尽快寻求医生检查。

（1）　按压咀嚼肌（在脸上，咬东西的时候能摸到的会鼓起来的肌肉就是咀嚼肌），若有肌肉疼痛、酸痛发生，则代表肌肉呈现紧绷状态。

（2）　摸耳前的关节，若在开闭口时感觉不顺或有弹响声，则可能有轻微的颞颌关节紊乱。

（3）嘴巴张开时，上下开口的幅度正常需有 4 指幅的距离（约 4 cm），而上下排牙齿能前后左右移动一指幅（约 1 cm）。做上述测试时颞颌关节不会疼痛，才是健康的状况。

如果不幸得了这个病，也是可以治疗的。不过目前有关颞颌关节紊乱的防治仍比较复杂，疗程可分为预防、药物治疗、物理治疗、咬合板治疗、关节矫正器及手术治疗等多个方面。

以下简单介绍下颞颌关节紊乱的交流预防、物理性治疗、咬合板治疗和康复治疗。

1. 交流预防

这主要是让患者了解哪些习惯可能导致颞颌关节紊乱的发生，例如长时间紧咬、颈部姿势不良，以及告知人们如何调控压力。

2. 物理性治疗

包含冷敷、热敷、肌肉按摩，若自行去推拿、按摩，需注意不可压、拉颈部，避免因拉到肌肉而使病情恶化；治疗时间为 1 ～ 3 个月。

3. 咬合板治疗

治疗时间为 4 ～ 6 个月，若病情未改善，时间会更久。咬合板是现今较常见的治疗方法，有 4 大作用。

（1）使上下排牙齿无法接触：借此让上下颌关节不接触，让关节腔减少压迫、压力下降。除了用餐、说话等需使用颌部肌肉的情况外，日常生活皆可使用咬合板进行物理治疗。

（2）可平衡脸颊两侧肌肉长度：一般患者在下意识咬紧牙关时，因咬合时间过长，易导致肌肉抽筋，使用咬合板会让患者在咬牙时肌肉不至于拉得太长。咬合板并非让患者可以有东西咬，甚至咬得更紧，而是让患者提醒自己，牙齿接触到咬合板时，应该要放松，而不是继续施力。

（3） 保护牙齿：避免患者在磨牙、咬牙时，造成牙齿伤害。

（4） 患者自我意识到有咬牙情况：让患者对此行为做自我调控。

4. 康复治疗

包含关节性手术、正颌手术，术后需复健。黄金复健期是手术后4个月内，复健期为3～4个月，复健前3周强度较轻微，第3周后逐渐增加强度，能使韧带、关节、肌肉恢复应有的力道；若不进行复健，关节肌肉很难达到原有的水准。

颞颌关节及肌肉长时间紧绷的人，或长期头颈部姿势不良，或使用颞部肌肉频率较高的患者，要纠正最初引起颞颌关节紊乱的原因，比如通过推拿等治疗方法改善颈椎以及颞颌关节周围肌肉的紧张。另外，咖啡和酒会影响乳酸代谢，使肌肉紧绷，如果人们下颌部易酸痛，建议不要吃过硬的食物，也不要喝咖啡和酒。

推拿就是按摩吗?

推拿的起源

恩格斯在《自然辩证法》一书中曾经提道:"摩擦生热,在实践上是史前的人就已经知道的了,他们也许在十万年前就发现了摩擦取火,而且他们在更早就用摩擦来使冻冷了的肢体温暖。"这种用摩擦取暖的方法类似后来的摩法,原始人在受到外伤时也会本能地抚摸和按压受伤部位,因为这样可以使疼痛得以缓解或消除。当时人与人之间通过互相抚摸的肢体语言得到心灵的安慰和交流,并从这种原始的、简单的手部动作中总结出推拿这门古老的非药物疗法,这就是推拿手法的起源。

推拿的定义

《医宗金鉴·正骨心法要旨》的手法总论中指出:"夫手法者,谓两手安置所伤之筋骨,使修复于旧也。"这可能是有关推拿手法的最早的定义。现代众多学者也吸收了这种观点并对推拿手法给出了定义:以医疗为目的,术者用手或肢体其他部分,或手持器械,在受术者身体特定部位进行的各种具有规范化动作结构的操作技术,称为推拿手法。其内容包含了操作时使用的工具、操作的对象,而"技术"则涵盖了操作的动作、方法、技能、技巧及流派。

推拿和按摩的区别

从历史变革看，按摩是古称，自明代我国就把按摩的名称改为推拿。《小儿推拿方脉活婴密旨全书》《小儿推拿秘诀》等著作就把按摩改称为推拿。从手法变化看，起初按摩只有按和摩2种手法，而推拿的手法多达数十种。《医宗金鉴》将摸、接、端、提、按、摩、推、拿列为伤科八法。从治疗范围看，按摩以养身健身为目的，旨在保健和消除疲劳。而推拿是中医外治法之一，是应用推拿手法达到治病目的的物理疗法，以诊治病伤为主，健身防病为辅。

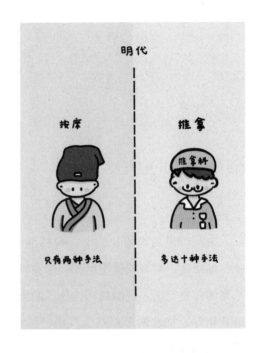

· 拓 展 故 事 ·

推拿

（1）《周礼注疏》记载，"扁鹊治虢太子暴疾尸厥之病"，《说苑·卷第十八辨物》言"子容捣药，子明吹耳，阳仪反神，子越扶形，子游矫摩。太子遂得复生"。扁鹊到了虢国，适逢虢太子死了。扁鹊来到宫门前打探虢太子病情，中庶子说："太子由于气血不能运行，郁结不能宣散，导致阳气虚衰，阴邪旺盛，所以突然昏厥而死去了。"扁鹊问："他死了多长时间了？"中庶子说："从半夜到现在。"扁鹊说："请转告虢君，说我是齐国勃海郡的秦越人，听说太子不幸死了，我能使他复活。"君闻是医术精湛的扁鹊先生来了，便欣然同意。扁鹊来到太子身边，进行各方面的观察，发现太子虽然没有呼吸，但两腿内侧还有余温，仍有治愈的希望，就大胆地以针刺外三阳五会之穴，并让各弟子捣药煎汤，按摩导引，运用能温入人体五分深浅的热敷之法治疗后，太子终于复活。

（2）自秦汉时代，古人已能科学地应用体外心脏按压，即胸外按压来抢救自缢死者。

《金匮要略·杂疗方第二十三》介绍"救自缢死"方法中说："……徐徐抱解，不得截绳，上下安被卧之。一人以脚踏其两肩，手少挽其发，常弦弦勿纵之，一人以手按据胸上，数动之。一人摩捋臂胫屈伸之，若已僵，但渐渐强屈之，并按其腹……此法最善，无不治也。"意思就是慢慢地抱下患者，不可立即切断绳索，要让患者安稳地仰卧在被上。一人用脚顶住患者两肩，以手紧紧握住患者的头发，不要放松，一人用手按其胸上，连续并有节律地上下揉压。另一人握住患者的手臂、足胫使之屈伸，如果患者身体已经僵硬，只要渐渐地用力使其屈伸，并且揉按其腹部，患者就能恢复呼吸，双眼睁开。

推拿手法的中医学原理

中医所说的筋骨、关节、包括筋膜、肌肉、肌腱、腱鞘、韧带、关节囊、滑膜、椎间盘、关节软骨等组织，这些组织可因直接或间接外伤或长期劳损而产生一系列的病理变化，包括局部挫伤、肌肉拉伤、纤维破裂、肌腱撕脱、韧带断裂、骨缝开错等。推拿调节经络、气血、脏腑的功能是通过手法作用于经络系统来完成的。运用各种手法在人体体表"推穴道，走经络"，以及在脏腑投影的相应体表部位施以手法，对受术部位的经络、气血、脏腑起到直接的治疗作用，恢复筋骨、关节的功能。

常见推拿误区

现在很多人在做推拿时有个错误的认识：力度越重越有作用。其实不然，受术者感觉略微酸痛，但完全可以承受，不会感觉心慌、头晕、恶心等不良反应时的力度为最佳力度。若过轻，起不到治疗的作用；若过重，则会造成软组织损伤，比如韧带、肌肉、筋膜等组织都有可能因为按摩力度过大而受伤。也不是所有疾病都适合做推拿。虽然推拿能治疗包括内、外、妇、儿在内的很多疾病，但是也有一些情况是不适合做推拿的。患有急性损伤、局部水肿、局部炎症、开放型损伤如骨折、破损等，以及严重的心脏病、高血压、肾功能衰竭等疾病的患者，都不要轻易尝试推拿治疗。

痔疮: 人类进化的硬伤

　　肛肠病是临床常见病、多发病，种类繁多，包括痔疮、肛瘘、肛裂、直肠癌、直结肠炎、肛周脓肿、肛窦炎、肛门湿疹、肛门瘙痒等。

　　痔疮是肛肠科较为常见的病种之一，中医对本病早有认识，古人说"痔者峙也"，在古代，痔为突出之意，人于九窍中凡有小肉突出者，皆曰痔，不特生于肛门边，如鼻痔、眼痔、牙痔等。但现在痔即指肛门痔。

什么是痔疮?

　　痔疮是肛肠科常见病，男女老幼皆可发病，据国内流行病学调查显示，痔的发病率占肛肠疾病的87.25%，居首位，故古有"十人九痔"之说。

　　目前认为其发病原因是肛垫的支持结构、血管丛及动静脉吻合支发生的病理性改变或下移。

　　不良饮食习惯，过食辛辣刺激食物；不良排便习惯，便秘、蹲厕时间过久；局部血液回流差，血管扩张淤血，久坐、久站、劳累、妊娠等都是诱发痔疮的因素。

痔疮的临床表现及分期

痔疮最常见的症状是便血和脱出，如伴有血栓、水肿、裂口时则会出现疼痛。根据发生部位的不同，痔可分为内痔、外痔和混合痔。若患者出现反复明显便血或便后块物脱出时，应尽快就诊，否则病情加重，会导致贫血或发生嵌顿痔等情况。

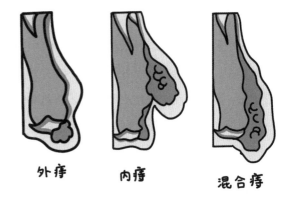

外痔　　　内痔　　　混合痔

根据大便出血、肛门有物脱出等症状，内痔可分为如下几种。

I期：痔核较小，不脱出，以便血为主。

II期，大便时痔核脱出，可自行回纳，便血或多或少。

III期，大便时痔核脱出，不可自行回纳，需手推回纳，伴有便血。

IV期，痔核脱出，不能及时回纳或回纳后再次脱出，可致嵌顿，伴有便血。

外痔主要由齿状线远侧皮下血管丛的病理性扩张或血栓形成。可伴有疼痛、瘙痒。混合痔包含内痔和外痔的症状。

若出现以上症状，请及时就医，让医生评估后给予专业诊断及治疗很重要。

香山中医医院治疗特色

香山中医医院肛肠科以"肛垫下移"理论为指导，坚持传承"中医结扎法"，并结合现代微创技术理念，不切除任何组织，一针一线，手术一次性完成，可取得可靠疗效，具有"无痛微创、安全高效"的特点。

1. 中药熏蒸治疗

对于急性期痔疮及术后患者，肛肠科采用智能型中药熏蒸汽自控治疗仪进行熏蒸治疗。中药熏洗是肛肠外治特色疗法，以中药液直接熏洗病变组织，通过温热的物理刺激作用，使药力直达患处，携带药液有效成分的水蒸气透过皮肤吸收，促进局部血管扩张，减少炎性渗出使水肿消退。熏蒸侧卧时肛门部血管内压力比蹲位低，更加有利于血液和淋巴的回流，同时也更为舒适。

2. 中医换药

中医换药室运用各种中药制剂对各类伤口进行换药，采用自制纯中药，品种多样，分别有散剂、单剂、油膏；功效多样，有清热解毒、消肿止痛、提脓祛腐、收敛生肌等。根据创口及脓液的不同情况进行辨证换药，当创口脓腐较多时，采用可以提腐祛脓的九一丹、八二丹去除腐肉，以便新生肉芽组织生长，促进创口早日愈合；如若腐肉已脱、脓水将尽，可用生肌散、八宝丹等以生肌收口，促进新肉生长。

另外肛肠科手术后的换药，也是促进术后修复的重要环节。术后换药对创面愈合起到关键性推动作用，良好的术后换药可减少患者疼痛，缩短创面愈合时间，避免假性愈合和复发。

3. 特色自制制剂

医院还有自制的"益气消痔合剂"，针对痔疮患者的便血、肛门块物脱出及便秘症状等都能有效缓解，可起到清热止血、润肠通便的作用。自拟外洗方是采用清热解毒的中草药熬制出中药药水，使用时可加入适量温水，清洗肛门局部，有利于痔疮患者急性期肿痛缓解及肛肠手术患者的术后修复。

预防与调护

最后，如何预防痔疮的发作？

（1）　建立良好的饮食习惯：避免食用辛辣刺激食物。

（2）　提肛锻炼：收紧肛门，慢慢上提，保持收缩，维持 3 秒钟，慢慢放松，一收一松，反复进行。

（3）　养成良好的排便习惯：保持每天大便 1 ～ 2 次，质软成形，注意每次排便时间应小于 5 分钟。

（4）　保持适当的运动：中医认为"正气存内，邪不可干"，强身健体，可使我们远离疾病烦恼。

浅谈肛周脓肿

小吴是一名事业有成的公司白领，平日工作繁忙，应酬颇多，常常导致饮食不规律，大便时干时稀，加之年底感染新冠病毒后，整整拉稀了1个月。不久前，小吴隐隐觉得肛门疼痛不适，洗澡的时候在肛门周围摸到一个小包，起初小吴没有在意，但之后肛门疼痛逐渐加重，自行口服抗生素后，疼痛仍没有缓解，且肛旁的肿块逐渐增大至鸡蛋大小，疼痛剧烈，坐卧难安。此时小吴才不得不来到医院就诊，经医生一番检查后，确诊为肛周脓肿，隔天就紧急进行了手术治疗。小吴术后严格按医嘱进行换药，终于困扰他多日的难言之隐治愈了。

什么是肛周脓肿？

肛门周围有许多肌肉，譬如肛门括约肌、提肛肌、耻骨直肠肌等，这些肌肉协同作用维持肛门正常的功能。但是在肌肉之间、肌肉与肛管直肠之间，并非完全紧贴，其间存在一些间隙，这些间隙多为脂肪组织及纤维组织，并有血管神经从中通过。感染若发生在这些间隙中，就形成了肛周脓肿。肛周脓肿的具体发生部位可见下图。

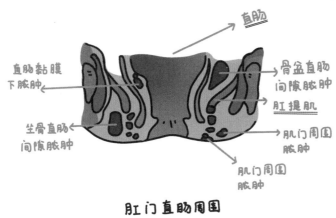

肛周脓肿是如何发生的呢?

肛窦肛腺感染是肛周脓肿发生的主要原因,肛窦呈漏斗状开口向上,肛腺开口于肛窦。肛窦肛腺感染后,形成脓液积存于肛窦内便会引发感染。合并有糖尿病、结核病或抵抗力低下时,也容易诱发肛周脓肿。当然饮食辛辣、喝酒导致肛管直肠局部充血,抵抗力下降时,也易引起肛周脓肿。也有干结粪便擦伤肛管皮肤,或稀便阻塞肛窦肛腺,甚至临床上还能见到残留的鱼骨、枣核等硬物刺伤肛窦肛腺引起肛周脓肿的情况。

肛周脓肿的症状有哪些呢?

肛周脓肿的主要症状可以用四个字来概括,即"红、肿、热、痛"。"红"表现为肛周皮肤发红,甚至有时红中透亮。"肿"即为高出皮肤,刚开始的时候可以在肛旁皮肤摸到一个小肿块，之后这个肿块会逐渐增大，有时候按压上去还有波动感。"热"就是肿块表面温度会升高，摸上去有发烫的感觉，有时肛周脓肿还会伴有发热症状。"痛"就是我们直观的感受，随着脓肿发展，疼痛会逐渐加重，甚至剧烈难忍，且疼痛持续。可以说红肿热痛是肛周脓肿最常见，也是最典型的表现，由于其发病急，进展快，是肛肠科常见的急诊疾病。

对于肛周脓肿，常见的治疗方式有哪些呢？

治疗肛周脓肿通常有非手术治疗和手术治疗2种方法。非手术治疗可通过口服或静滴抗生素抗感染，这是西医常见的治疗方法。而中医多根据肛周脓肿发展情况对症治疗，多采用"消、托、补"的方法。用药上以清热解毒、活血、补气等为主要原则，确保脓肿能够更快地消散，促进脓液排出体内，减轻疼痛感，改善水肿，达到治疗的效果。消法：针对初期发起的肿块，为避免邪毒聚积，转化为脓，在未发生脓肿时对其进行治疗，使其消退，即使脓肿不能完全消退，也可以保证病情减轻，避免继续发展加重。托法：主要是控制肿疡部位的扩散区域，将其局限，加快其液化成脓的速度，改善病情进展，促进康复。医生会依据辨证，对患者进行针对性治疗，如若患者表现为正气虚，无法将邪毒排出，应采用补托方法，避免邪气侵入程度增加，改善脓毒情况，使其消散，从而使体内毒素排出。补法：对患者采用补益气血的药物，产生滋补的功效，改善机体各项功能，促进康复。外治法主要包括中药外敷、熏洗、坐浴、针灸、灌肠等。中药外敷疗法：这种方法是将中草药制作成不同性状，比如粉状、膏状等，直接敷于病灶处，因药物吸收能力增加，可促进疾病恢复，明显减轻患者的不适症状，改善疼痛感。在初期患者当中应用，可以使炎性组织更快被吸收，减轻水肿情况。中药熏洗及坐浴：这2种治疗方法在肛痈之中应用较多，主要作用机制在于将药物借助热力直接作用于患处，促进血液循环，清理体内的毒素，改善便秘情况，使得排便更加顺畅。将其用于肛痛术后可以使患者创面加速愈合。

手术治疗有一次性根治术、切开引流术，或切开挂线术。手术的目的通常为打开脓腔，引出脓液，所以肛周脓肿的手术往往以引流为重，同时配合术后的换药治疗，才能达到事半功倍的效果。中医对于肛周脓肿术后换药有着独特有效的治疗方法，根据术后创面的不同阶段，敷不同的药膏和药粉，以达到去腐生肌的目的，同时配合中药熏洗、坐浴等其他中医特色治疗，可起到促进愈合的作用。

饮食对肛周脓肿的治疗、康复也起着极为重要的作用。忌烟酒，勿食辛辣刺激性食物。宜进食营养丰富、清淡、少渣、易消化的食物。多食蔬菜、瓜果，预防便秘。不能过度劳累，配合服用润肠通便中药，使之尽早康复。

说到这里，相信大家对于肛周脓肿已经有了初步的了解。肛周脓肿是肛肠科的常见疾病，在肛肠疾病中占25%，各种年龄都可发病，多见于20～40岁的青壮年，男性多于女性。如果发生肛周脓肿，千万不要讳疾忌医，一定要及时去医院就诊。那么如何来预防肛周脓肿的发生呢？首先，要作息规律、饮食清单。不熬夜、不暴饮暴食、不嗜食辛辣刺激之物，正所谓"正气存内，邪不可干"，良好的饮食生活作息，可以提高身体提抗力，避免毒邪侵袭，不容易感染。其次，避免久蹲久坐，防止肛门部位血液瘀滞。最后，要养成良好的大便习惯，不要临厕努挣，也不能持续拉稀，如果有条件，每次便后要适当清洗，注意肛门部位的清洁。

聊聊那些"难下之便"

医生："您好，请问您有什么不舒服？"患者："医生啊，最近，我这肚子总是胀胀的，大便老不通畅，算上今天我都有快4天没大便了，别提有多难受了，我这现在大便一不通，睡也睡不好，吃也不想吃，我都快难受死了，我听邻居说，你看这便秘特别好，所以我过来想让你帮我看看把这大便排畅咯。"医生："巧了，老爷叔，今天3月28日，正好是咱中国的便秘日，今天看病的时候我也来和你好好聊聊这便秘之痛。"

便秘既属于多种疾病的一种症状，又可作为一个独立疾病来诊断，如"急性便秘""慢性便秘"等。便秘较为常见的症状就是排便次数明显减少（每周排便次数少于3次），颜色多较深，粪质干硬，患者如厕时常有明显排便困难感（包括排便费力、排出困难、排出不尽感、排便费时及需手法辅助排便）。一般来说慢性便秘的患者病程都较长，疾病初始可能对我们生活起居的影响甚微，但随着病程的延长，往往会让我们出现腹痛腹胀，食欲减退，嗳气反胃，排气多且臭，大便带血，体虚乏力等症状。

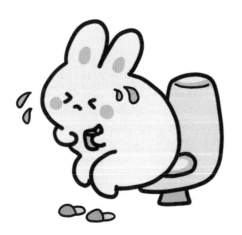

为什么会出现便秘呢?

　　一般来说主要的原因有4个方面,其中在我们日常生活中较为多见的原因是"自身不良的生活习惯"。曾经的便时久坐看报的习惯进化成了便时看手机刷视频,忽视了自身定时排便习惯的养成,使排便反射受到抑制;饮食的精细化,纤维素与水分的缺失,使我们的肠道运动日渐迟缓;久坐伏案,忽视自身一日所需的运动量也会使我们的肠道懒得蠕动。其他便秘的情况多为他因所致,诸如增龄、服用可导致便秘的药物、患有其他疾病等,此类因素引起的便秘,及时至医院就诊,可由医生来判断诊治。如老年人常见的单纯性便秘多与增龄有关,年龄的增长使肠管的张力和蠕动减弱,致食物在肠内停留过久,水分被过度吸收,同时胃-结肠反射减弱,直肠黏膜敏感性下降,参与排便的肌肉张力低下,从而出现了便秘。

长期便秘有什么危害?

　　首先,便秘会使患者食欲减退、嗳气反胃、情绪较易激惹、乏力体倦,且与痔疮、肛裂和直肠脱垂等肛肠疾病关系密切,便秘严重者可导致肠梗阻,引起直肠脱垂。其次,长期便秘会造成腹压上升,导致尿潴留、假性腹泻、心律不齐、晕厥等;甚至过度用力排便也可能诱发急性心肌梗死、脑血管意外等疾病;长期肠道毒素堆积,还可能导致肠源性内毒血症,对人体造成极为严重的后果。

便秘应该如何诊治?

对便秘有了初步了解后，我们来说说该怎么治，便秘患者应当定期检查大便与隐血，年龄大于50岁的患者，有便血、大便隐血试验阳性、贫血、消瘦等症状的便秘患者，应及时至医院就诊，行必要的实验室、影像学及肠镜检查，及时发现肠道器质性疾病，以免耽误病情。

临床上治疗便秘常会使用些具有泄泻作用的药物。西医中有以硫酸镁为代表的容积性泻药、以蓖麻油为代表的刺激性泻药、以石蜡油为代表的润滑性泻药、以乳果糖为代表的渗透性缓泻药，还有以替加色罗为代表的肠动力药，由于每个人的体质差异，对药物的耐受性、敏感度不同，以及所患有的疾病、症状不同，便秘的程度不同，所以治疗便秘的效果也不同。临床上我们也常会见到用了各类泻药但效果不佳或难以忍受西药治疗的患者，这时候中医就能体现出自身的优势了!

中医治疗便秘有妙招

中医治便秘有虚、实之分，治法各有不同，实证多以祛邪为主，虚证以养正为先，据热、冷、气秘之不别，依阴阳气血亏虚之风，标本兼治，正盛邪去则大便自通。历代中医治疗便秘的经方、验方众多，临床研究表明中医药治疗能有效缓解慢性便秘的症状、增加排便次数，且安全性良好，同时能显著缓解便秘患者的焦虑抑郁情绪，提高患者的生活质量。与此同时，中药外敷法也能使无法耐受口服药物的患者得到有效的诊治。但是使用中药治疗便秘需在专业中医医生的指导下进行，切不可随便使用药物，尤其是成分不明的"偏方""秘方"一定不要随意乱服。

预防便秘六字诀

对于常见便秘的患者来说，预防就是最好的治疗，这里要送给大家六字真诀"水、软、粗、排、动、揉"。

（1）"水"字诀：每天至少要喝 1.5 ~ 2.0 L 白开水，或较淡的红、绿茶，坚持每日晨起及睡前各饮一杯白开水，夜尿频多的人可忽略睡前的饮水。

（2）"软"字诀：平时食用的食物多以熟软、易于消化的食物为主，少吃或不吃辛辣刺激、油炸烧烤类食物。

（3）"粗"字诀：与"软"字相辅相成，在食用易于消化食物的基础上要定期摄入富含膳食纤维的食物，以每天 20 ~ 35 g 为佳，如全谷（粗粮）食品、薯类、青菜、白萝卜、芹菜、丝瓜、菠菜、海带、西红柿、苹果、香蕉、梨等，每天可适当选择其中几种食物搭配食用，以刺激肠道蠕动，加快粪便排出。

（4）"排"字诀：养成定时排便的习惯，以晨起为佳，男性一般在上午 7 ~ 8 时，女性则较男性晚 1 小时左右，不拖延时间，排便时集中注意力，不看手机，不读报刊，使肠中粪便得到及时清理，大便后用温水清洗肛门及会阴部，保持清洁。

（5）"动"字诀：适度运动，可选择慢跑、散步、太极拳、八段锦等运动方式，促进胃肠道蠕动，帮助粪便的排泄。

（6）"揉"字诀：对于便秘患者，可尝试每天早晚及午睡后以两手相叠揉腹，以肚脐为中心，顺时针揉 100 次，揉腹时注意保暖，可促进腹腔血液循环，助消化、通肠胃，从而促使大便顺畅排泄。

经过简单的介绍，您是否对咱"难下之便"有了更进一步的了解呢，记住"六字真诀"，那便秘也自会远离我们三分。

排便疼痛吗? 你可能是肛裂!

　　小陈是一名青春洋溢的大学新生，最近却有一个不好意思与人多讲的烦恼——每逢排便时肛门就疼痛如刀割，还会有鲜血滴下。这让他不敢吃东西，不敢多运动，更不敢去排便，每日的肠道排泄成为一种酷刑，令他十分惧怕且由于是肛门部位的不适，害羞的小陈难以开口向身边的人咨询和求助，这让他更加的痛苦和烦闷……

　　其实小陈是患上了一种很常见的肛肠科疾病——肛裂，其发病率可占肛肠病的20%左右，多以年轻人为主，多发于女性。症状主要表现为排便时及排便后肛门部撕裂或刀割样剧烈疼痛，肛管裂口反复撕裂不易愈合，可伴有出血及肛门紧缩感等。

肛裂是怎么发生的, 又有哪些原因容易引发肛裂?

　　肛裂是齿状线下肛管上皮过度伸展造成的肛门上皮纵行全层裂开，其方向与肛管纵轴平行，呈梭形或椭圆形溃疡，可引起排便性周期性肛门剧烈疼痛。肛裂发病率为2.19%，若最终发展为陈旧性肛裂，就需要接受手术治疗。陈旧性肛裂具有肛裂溃疡、内括约肌露出、肛乳头肥大、哨兵痔、瘢痕性肛管狭小、肛隐窝炎、内盲瘘7个典型的病理特征。近年来，国内外学者认为肛裂的特殊临床表现包括：肛门周期性疼痛；好发于肛管后正中线；恐惧排便；缺乏肉芽组织；裂口皮肤不生长；肛管高压；常伴发肛乳头肥大、哨兵痔或皮下瘘管。

肛裂的病因和发病机制尚未完全明确。目前为止，已有皮肤撕裂学说、栅门学说、隐窝腺感染学说、栉膜带学说、神经肌肉学说、解剖缺陷学说、内括约肌痉挛学说、局部缺血学说等多种理论。

一般认为大便时肛管损伤是一个重要起因，可由便秘或腹泻引起。肛裂多见于肛管后正中位，亦可见于前中，左右两侧较少。在女性患者中，3%～11%的肛裂是因为生产时肛管损伤引起的，通常位于前正中线。除损伤因素外，肛管后正中线处相对薄弱的解剖学特点，以及局部感染亦被认为是慢性肛裂形成的多种共同作用因素。近年来，有研究学者认为肛裂发病机制是内括约肌张力升高。大量证据表明内括约肌功能异常与肛裂有关。内括约肌反射性的过度收缩造成了肛管压力增高。许多学者证实了肛裂患者由于肛管静息压升高，使肛管黏膜、皮肤及皮下组织血流灌注指数下降，造成肛裂创面局部缺血、经久不愈。有证据表明，精神紧张可使肛压升高，亦即内括约肌张力升高，故精神因素也可能是肛裂发病机制中的因素之一。但是，并非所有肛裂均与内括约肌高张力有关，亦有少数内括约肌低张力的肛裂病例，常继发于艾滋病、Crohn病、肛周结核、产伤、肛门直肠手术，也可以出现于老年患者及糖尿病、慢性腹泻患者。

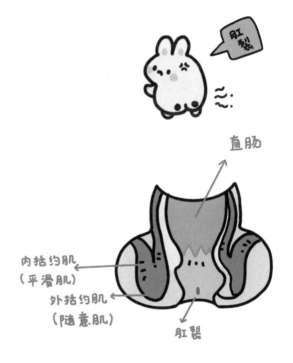

肛裂发展成为陈旧性肛裂时，应该如何治疗呢？

早期肛裂可以采用非手术治疗，保守治疗方法有：① 便前、便后温水或中药汤剂坐浴缓解肛门括约肌痉挛导致的疼痛；② 外用痔疮膏或栓剂促进创面愈合及止血、外涂利多卡因凝胶止痛。

肛裂发展到最后成为陈旧性肛裂，则难以自行愈合、易复发，保守治疗无法根治，最终需要采用手术治疗。肛裂的手术方式多种多样，由于病变的轻重不同、肛裂病灶和周围组织所产生的病理变化不同，为了达到后遗症少、复发率低、远期疗效好的目的，应根据其不同分类运用不同的手术治疗方法。那么，肛裂的手术方法有哪些？它们有什么区别呢？

目前临床应用的肛裂的手术，包括肛管扩张术、侧方内括约肌切开术、后位内括约肌切开术、优化肛管切除术、肛裂切除术、纵切横缝术、皮瓣移动术、肛裂挂线术等。

1. 肛管扩张术

方法为在局麻下用二示指扩张肛管，扩张到能伸入二中指为度。该法的优点是操作简便，疗效迅速，在门诊治疗即可，术后不需换药和特别护理。缺点是不易控制扩张的程度，可造成原肛裂部位皮损增大，可能导致皮下出血、血栓、肛管撕裂、肛周感染、老年妇女直肠脱垂等情况，还可能导致胃肠排气失禁及大便失禁，并且易于复发。因肛管扩张术缺乏标准，目前很多专家不提倡该手术方法。相关文献报道亦较为陈旧。

2. 内括约肌切开术

内括约肌切开术是常用手术方式之一，可在局麻或全麻下采用闭合式或开放式在肛管侧方或后方切开内括约肌。内括约肌是直肠环状肌远端部分的延续，是不随意肌，易发生痉挛及收缩，是造成肛裂疼痛的主要原因。内括约肌切开术的原理是通过切开内括约肌，缓解括约肌痉挛，降低内括约肌的压力，使肛管静息压下降，改善局部血供，达到治愈肛裂的目的。

3. 优化肛管松解术

此法通过切断部分内括约肌解除痉挛，根治肛裂。后正中位的肛裂切除术和内括约肌切除术常伴有较高的术后失禁的发生率（尤其是排气和排液方面）。该术式既可有效地解除括约肌的痉挛，又可减少肛周血管的损伤，使肛门后正中的血液灌注量增加，加速伤口的愈合。

4. 肛裂切除术

此法包括切除慢性溃疡灶及相关病变组织。适用于长期反复发作，甚则裂底可见内括约肌，肛管皮肤角化不完全的肛裂，且伴有肛裂三联症者。肛裂切除术可单独使用或加行内括约肌切开。肛裂切除术单独使用作为保留内括约肌的术式，可用于经保守治疗和肛管松解术治疗后复发的肛裂。该术式的优点是病变全部切除，创面宽大，引流通畅，便于肉芽组织从基底生长，缺点是留下创口较大而深，创面愈合缓慢，可能形成钥匙孔样畸形，并有一定程度的肛门失禁的风险，且复发率较高。

5. 纵切横缝术

目前认为，陈旧性肛裂部分合并有肛管皮肤紧缩狭窄，故治疗上除了松解内括约肌外，还需同时适当延长肛管周径以保证远期效果，常用的术式是纵切横缝术。通过纵行切口的横缝，肛门皮肤自行向肛门内移动，增大了肛管口径，解除了肛管相对狭窄的问题，减轻了肛管创口的冲击力，术后创口小，提高了疗效，患者痛苦明显减少。创口一期愈合，大大缩短了愈合期，愈合后弹性好、血运好，不易复发，是治疗慢性肛裂的理想手术方式。纵切横缝术在预防术后并发症、感染以及缩短疗程上具有明显优势。且改良术式操作简便，与常规纵切横缝术相比不增加手术的难度，易于掌握，便于临床推广使用。

6. 皮瓣移动术

此术式适用于肛管皮肤有较大缺损及肛裂并肛管明显狭窄者。此术式一期覆盖肛裂切除后的创面，术后治愈快，并发症较少，疼痛也较轻，但偶有肛门失禁发生。皮瓣移动术的优点为可避免肛裂切除后创面粘连卷缩，而导致创面愈合延迟或不愈合；可避免齿线部位以上的创面挛缩而影响该部分的功能；能够明显减轻术后的疼痛和加快愈合时间。

7. 肛裂挂线术

此术式适用于肛裂合并潜行性瘘管者。通过所挂线的张力，使部分内括约肌逐渐自行勒断，解除内括约肌的痉挛，使裂口逐渐愈合。不必担心切断过多的括约肌会使肛门变形和出现失禁等后遗症，但愈合时间较长，肛管内易形成线条状瘢痕，术后疼痛较明显且常需使用止痛剂。

总之，目前国内外对于陈旧性肛裂的手术方法多样，各种术式各有优缺点，都存在一定的并发症和复发率，迄今为止尚无一种最佳术式。临床上，医生和患者应根据患者具体情况实行不同的个体化治疗方案。

如小陈一样的患者朋友们大可不必害羞，肛肠疾病在人群中十分高发，只是大家多因羞于谈及或因缺乏相关知识而不知该如何就诊治疗，不要因害怕和害羞而耽误早期治疗的时机，若有相关症状，请尽快到专业的肛肠科就诊，解除痛苦。

> **小 贴 士**
>
> 便秘是引发肛裂发生的常见因素之一，膳食纤维含量高的食物（如菠菜、芹菜、火龙果、猕猴桃、香蕉、西梅等）可以改善便秘。

便便带血，你真的搞懂了吗？

什么是便血？

便血是指消化道出血，血液从肛门排出，大便带血，或全为血便，颜色呈鲜红、暗红或柏油样，均称为便血。包括单纯便血、先便后血、先血后便、便血杂下，或便中夹血。

便血一般见于下消化道出血，特别是结肠与直肠的出血，但偶尔可见上消化道出血。

便血的常见原因

一是肠道本身的疾病，例如肠道溃疡和炎症、寄生虫感染、肠道肿瘤、痔、肠套叠、肛裂、大便干燥擦伤等。

二是肠道以外的其他系统的疾病，例如血液病、急性传染病、维生素缺乏症、中毒或药物毒性作用等。便血伴有皮肤、黏膜或其他器官出血现象者，多见于血液系统疾病及其他全身性疾病，如白血病、弥散性血管内凝血等。

消化道引起便血的具体原因

1. 上消化道疾病

上消化道出血主要是指食管、胃以及十二指肠出血。主要常见于胃溃疡和十二指肠溃疡、食管-胃底静脉曲张破裂、贲门撕裂、急性胃黏膜病变等。呕血一般都伴有黑便，出血量大、速度快时可以有血便。

2. 下消化道疾病

（1）　小肠疾病：常见于结核、肠伤寒、急性出血坏死性肠炎、钩虫病、Crohn 病、小肠肿瘤及血管瘤、空肠憩室炎、溃疡、肠套叠等。

（2）　结肠疾病：菌痢、阿米巴痢疾、血吸虫病、溃疡性结肠炎、结肠憩室炎、肿瘤、息肉、缺血性结肠炎等。

便血的颜色为什么会不同?

便血的颜色取决于消化道出血的部位、出血量的多少、血液在肠道中停留时间的长短。

若出血量较少，而且速度较慢，血液在肠内停留时间较长，由于肠液的作用排出的大便即为黑色；若出血量较多，在肠内停留时间较短，则排出的血液呈暗红色；出血量特别大，而且很快排出时也可呈鲜红色。

大便出血颜色与疾病的关系?

1. 鲜血便

多为即时出血，血液流出血管外很短时间就经肛门随粪便排出，或便后直接流出。流出的血液外观类似外伤出血，颜色鲜红或紫红、暗红，时间稍久后可以凝固成血块。鲜血便常与以下疾病有关。

（1）痔疮：各期内痔和混合痔均可引起大便出血，主要是内痔出血，外痔一般无大便出血。大便带血一般发生在排便过程中或排便以后，呈滴血或喷射状，血色鲜红，一般为粪便附有鲜血或便后滴血。血与粪便不混合。

（2）直肠、结肠息肉：为无痛性大便出血。排便时出血，排便结束后停止，血量不等，一般血液不与粪便相混，或息肉位置高、数量多，也可与粪便相混。

（3）直肠脱垂：久病后排便时可有出血。

（4）肛裂：可见便血，出血方式为粪便表面一侧附有血迹，不与粪便相混，部分患者便后滴血，厕纸擦后有血迹。肛裂导致的大便带血，血色鲜红，且便后有肛门剧烈疼痛；周期性疼痛，排便时轻微疼痛，排便后稍缓解，其后为持续性剧烈疼痛。

2. 脓血便

即排出的粪便中既有脓液，也有血液，血液外观较稀薄，有时含有大量黏液。脓血便或含有黏液的血便，往往见于直肠或结肠内的肿瘤及炎症。脓血便常与以下疾病有关。

（1）直肠癌：血色较新鲜或暗红色，呈滴状附于大便表面；粪便中可有黏液，往往血液、黏液、粪便三者相混。晚期常出现脓血便并伴有肛门直肠下坠、消瘦、大便习惯改变等症状。

（2） 结肠癌：随病程延长逐渐出现大便出血，多为含有脓液或黏液的血便，血色较暗。

（3） 溃疡性结肠炎：出血混有黏液，或呈脓血便，同时伴有左下腹痛或下腹疼痛、发热、便频等症状。

3. 黑便

大便呈黑色或棕黑色，又称为柏油便，为上消化道出血最常见的症状之一。上消化道出血时主要表现为黑便，往往伴有呕血、心悸、乏力、贫血等其他症状体征。

4. 隐血便

凡小量消化道出血不引起大便颜色改变，仅在化验时大便隐血试验阳性者，称为隐血便。所有引起消化道出血的疾病都可以发生隐血便，常见于胃溃疡、胃癌。大便隐血试验可检测大便中的少量血液成分。

多次、持续性隐血试验阳性，提示消化道慢性出血，应进一步检查排除胃肠道肿瘤的存在。

要想确定以上疾病是否为便血的原因，可到正规医院进行检查确诊。

真假便血的判断

有时因为吃了某些食物和药物后会引起大便变色。如服用了补血的铁剂、碳粉、铋剂、中草药，或吃了猪肝、动物血、番茄、甜菜、红心火龙果等食物后，大便可呈暗褐色、黑色或红色。有时口腔或鼻腔内出血咽下后也会引起大便颜色的改变。这些就是假性便血，停用药物和食物后，假性便血就会消失。

便血的中医治疗

中医学认为：大凡便血，原因有二，一是脾虚无法统血，二是湿热下注、大肠阴络受到损伤。所以要治疗大便出血，就要从这2方面入手。

（1）脾虚失摄：下血质稀薄、色淡，或血色呈紫暗色，并且面色憔悴，神情疲倦，伴有眩晕、耳鸣等症状。宜用温中健脾法。药用太子参、白术、陈皮、黄芪、云茯苓、当归、甘草、山药等，方用黄土汤、归脾汤等。

（2）湿热下注：大便出血如果量大，颜色新鲜，伴有口干舌燥，手足心热等现象，宜用凉血止血法。药用生地榆、牡丹皮、生地黄、槐花、天冬、金银花、山茱萸等，方用加减槐花散、地榆散、知柏地黄汤等。

预防便血的方法

（1）保持大便通畅，防止和治疗便秘，适量吃些含纤维素较多的蔬菜，如韭菜、芹菜、白菜、菠菜等，水果以香蕉为佳。每天早晨饮适量凉开水，吃好早餐，有助于排便。

（2）生活有规律，每日定时排便，排便时不要久蹲不起或过分用力；每次坐在马桶上的时间最好不要超过5分钟，尤其不要一边上厕所一边看书，这是极不健康的习惯。

（3）劳逸结合，切忌劳累过度或者久坐、久立、久行等，长时间的一个姿势不利于血液循环。适当参加一些体力活动，促进胃肠蠕动和血液循环。

（4）要心情开朗，勿郁怒动火，心境不宽，烦躁忧郁会使肠黏膜收缩，血行不畅。

（5）加强肛门锻炼，可以做提肛运动，主动收缩肛门，放松后再收缩，连续3次，每天3～5次。

（6） 少吃辣椒等刺激性食物。辣椒辛热，容易上火，造成便血。

（7） 保持肛门周围清洁。减少对直肠、肛门的不良刺激，手纸宜柔软、清洁，擦屁股勿粗暴。

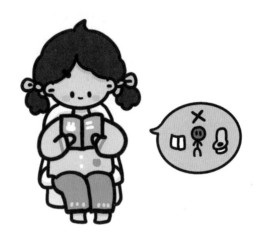

如何摆脱跟痛症?

跟痛症的症状及病因

跟痛症又称足跟痛,是由多种原因引起的跟骨及其周围软组织病变而产生的一种足跟部急、慢性疼痛的疾病。好发于中老年人,女性多于男性,运动员或体型肥胖者居多。美国一项研究显示,美国每年有超过200万人因足跟疼痛就诊,有11% ~ 15%的美国成年人罹患过足跟部疼痛性疾患。目前在我国本病也是骨伤科常见病、多发病之一,"足跟痛"是足踝专家门诊最常见到的患者主诉,尤其以足底跖筋膜炎为主。本病发作时严重影响行走和生活,临床需积极干预。研究显示,跟痛症的病因较为复杂,且与足跟部跟骨及周围软组织的慢性劳损退变关系密切,包括足底跖筋膜劳损、跟骨脂肪垫病变、跟骨滑囊炎、跟骨骨刺、跟骨骨质疏松、神经卡压、跟骨高压症、跟骨应力性骨折等。临床表现为足跟部跖面的疼痛或酸胀感,不耐久立久行,休息后症状可缓解,但晨起或久坐后起立开步时疼痛剧烈,行走后逐渐缓解,久立久行或劳累后疼痛再次加重。

跟痛症在中医中属"痹证"范畴,其发病机制主要为"不荣则痛""不通则痛"。《黄帝内经·素问》云"肾主骨""肾不生则髓不能满"。肾藏精,精生髓而髓又能养骨,故跟痛症与"肾""骨"关系密切。中老年人易出现肝肾亏虚、气血不足等情况,不能荣养筋骨致其衰退而发病。此外,感受风寒湿邪,气血运行受阻或者外伤导致气滞血瘀——"不通则痛"也会致病。所以,古代医家研究认为本病虚证多为肝肾亏虚;实证多为外感风寒湿邪或气滞血瘀。

中医如何治疗跟痛症？

对于该病治疗，中医主要有以下几种方法。

（1）中药内服：根据跟痛症的病因病机，跟痛症常见的中医证型有肝肾亏虚型、气滞血瘀型、湿热内蕴型、寒湿痹阻型，分别可以采用左、右归丸，身痛逐瘀汤，四妙丸，独活寄生汤等方剂口服辨证治疗。

（2）外治法：也就是我们常说的中药熏洗及涂擦中药药膏，通过加速局部的血液循环及新陈代谢来缓解症状。

（3）手法治疗：根据中医特色的经穴理论，采用滚法、揉法等从上至下放松小腿肌群、跟腱以及足跟部内外侧的软组织，以患者自觉足跟及足底产生酸胀感为宜，进而放松肌肉群达到治疗效果。

（4）针刀治疗：采用针刀对足跟部的软组织、筋膜等进行松解粘连来达到治疗效果。另外，应结合功能锻炼，通过专业医生指导，进行相应的肌群锻炼，起到放松与强化肌群的作用，进而达到防治一体的目的。

（5）体外冲击波疗法：外冲击波疗法是一种介于手术和药物之间的新型非侵入性治疗方法，具有操作简单、创伤小、不良反应小等优势，现已越来越多地被应用于跟痛症的治疗。冲击波所具有的机械压力效应、空化效应、止痛效应，可以起到松解关节软组织粘连、疏通闭塞的微血管、松解粘连、抑制疼痛信息的产生和传递的作用，从而达到治愈疾病的目的。

教你在家治疗跟痛症

得了跟痛症，除了到医院接受正规治疗，患者自己在家又能做些什么呢？

1. 中药熏洗

患者可以选择香山中医医院伤科的散瘀和伤洗方。使用方法是先将中药包放在锅中煮开，然后将药包和水一起倒入泡脚盆中；将脚置于泡脚盆上方，利用水蒸气熏蒸足底5～10分钟；再添加凉水调至水温适宜，泡脚10～20分钟。每天1次，可以起到促进血液循环，加快炎症吸收的作用。

2. 功能锻炼

锻炼方式主要包括跖筋膜牵拉锻炼和跟腱牵拉锻炼，每天锻炼3次，滚筒练习每次5分钟左右，提踵运动每次1分钟左右，其余动作每次练习20秒左右。具体操作如下。

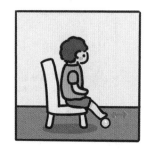

滚筒练习

（1）滚筒练习：准备一个空啤酒瓶和一张毛毯，患者坐于椅上，毛毯置于脚下，啤酒瓶横放在毛毯上面防止打滑，患者将足底置于酒瓶上，平移前后脚掌，使酒瓶在足心与足跟之前滚动。对于跟痛症急性期足底红肿热痛者，建议患者暂缓中药外洗，并在功能锻炼前将啤酒瓶冷藏30分钟左右，以起到冷敷、消炎止痛的效果；非急性期患者使用常温啤酒瓶即可。每次锻炼5分钟左右，如双侧发病，一侧结束再换另一侧。

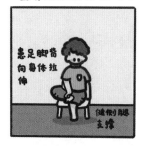

坐姿足底跖筋膜练习

（2）坐姿足底跖筋膜拉伸：患者坐于椅上，将患足置于健侧膝盖上，患侧手握住足背向身体方向发力拉伸，直到足底有牵拉感，保持20秒左右。

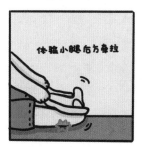

毛巾拉伸

（3）毛巾拉伸：坐位，双手握住毛巾两端，用毛巾经患足前脚掌环绕足底，双手同时发力，使足背伸并保持膝盖伸直，直到患侧小腿后方有牵拉感，保持20秒左右。

（4）站立位腓肠肌拉伸：患者面向墙壁站立，双手扶墙，患侧腿向后伸直，脚跟不离地并保持膝关节伸直，健侧腿做弓步，身体慢慢前倾下压，直到患侧小腿后方有牵拉感，保持20秒左右。

（5）提踵练习：站立位，手扶椅背维持平衡。双足跟抬起，脚尖抓地，维持姿势5秒钟，然后缓慢放下双足跟。重复上述动作，进行约1分钟。双足锻炼可以轻松进行时，可进行患足单侧练习，方法同前。

站立位腓肠拉伸

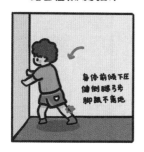

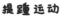

提踵运动

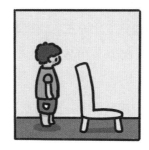

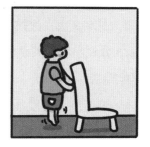

跟痛症的注意事项

跟痛症虽然算不上什么大病，但是因为病在脚上，而人每天走路又离不开脚，所以跟痛症对患者的生活还是会造成很大影响。得了跟痛症应该注意以下几点。

（1）在每次开步前，先进行足底筋膜的拉伸，可大幅减轻脚跟初着地的疼痛。

（2）尽量减少行走、站立时间，以避免病变部位受到刺激而加重病情。

（3）避免穿硬底的鞋子，尤其皮鞋；应选择宽大、柔软的鞋子，比如质地较好的旅游鞋、运动鞋。

（4）适当减轻体重可以降低疾病复发的概率。

四肢骨折的"断舍离"与
"复长合"

有一天，一位老奶奶不慎摔倒，整个身体朝右侧翻到，手掌着地，出现了右侧髋部疼痛，行走活动受限的情况，同时右侧腕关节疼痛肿胀伴腕关节活动受限，去医院拍摄骨盆X线、右侧腕关节X线，示：右侧股骨颈骨折，右侧桡骨远端骨折。碰到这种情况该怎么办？

老年患者在家不慎摔倒，多因紧急事情或者地面湿滑所致。当我们遇到这种情况时，家属应当第一时间将患者送至医院，不要过度移动患者位置，避免造成二次损伤。肢体多处骨折一般多考虑手术治疗，但作为一种传统医学疗法，中医保守治疗可作为治疗方案。我们将基于股骨颈骨折和桡骨远端骨折的中医治疗原理、方法和注意事项，谈一谈四肢骨折的"断舍离"与"复长合"。

股骨颈骨折的相关知识及预防诊治

1. 股骨颈骨折后有哪些症状？

股骨颈骨折后，患者通常出现髋部疼痛，行走活动受限，不能直立行走等症状；平卧后，双腿出现一长一短，通常骨折侧肢体短缩，脚尖向外旋转。

2. 股骨颈骨折的类型有哪些?

股骨颈骨折基于解剖位置、骨折线的方向（Pauwels分型）、骨折粉碎程度及是否涉及关节面（AO分型，见下图）、骨折移位程度（Garden分型）的不同有诸多分类方法。这些对于专业医生判断骨折程度有帮助。普通患者大概知道骨折分型主要包括粉碎型骨折、稳定型骨折，或者头下型骨折、基底部骨折就行了。粉碎型、头下型骨折预后相对较差。

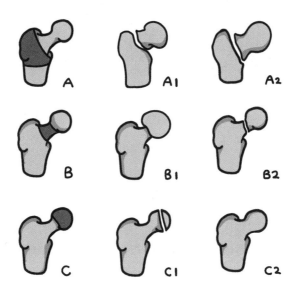

3. 股骨颈骨折后选择手术治疗还是保守治疗?

股骨颈骨折患者多为老年人，如果骨折位置在基底部，或属于稳定性骨折，通常中医保守治疗就能够获得良好的止痛效果和优良的功能预后。至于其他骨折类型，依据患者的全身情况、功能预期、恢复时间等综合因素，由患者及家属和医生共同商定。

4. 中医保守治疗股骨颈骨折的方法有哪些?

中医保守治疗股骨颈骨折主要体现在6个方面。

（1）卧床休息：保持良好的体位和营养的支持，是骨折良好恢复的基本条件。

（2）中药内服：基于骨折的损伤时间长短，中药都有对应的辨证治疗。施氏伤科强调骨折三期辨证施治，通过不同阶段运用对应的中药，能够起到活血化瘀、舒筋通络、强筋壮骨的功效。初期（为 1～14 天）：活血化瘀、舒筋通络，方用施氏伤科"活血止痛汤"；中期（为 14～28 天）：和营续骨、消肿止痛，方用施氏伤科"疏风和血汤"；后期（为 28～60 天）：补益肝肾、强筋壮骨，方用施氏伤科"养血补骨汤"。

（3）手法复位：基于股骨颈骨折，中医有专门的股骨颈骨折复位手法，可依据骨折移位的方向进行调整。

（4）固定：股骨颈骨折后，下肢短缩外旋畸形，一般运用钉子鞋、米袋、牵引架等材料进行固定。

（5）外用膏药：施氏伤科自研十余种外用制剂，能够有效帮助患者活血消肿、止痛、续骨。例如"吊伤膏""祛伤膏""接骨膏"等，亦是根据骨折的不同时间针对性运用。

（6）导引锻炼：中医十分注重患者肢体自主的功能锻炼，在针对性的指导下，能够让肌肉得到快速的恢复，有效合理的导引能够减少患者卧床的时间，帮助恢复。

5. 股骨颈骨折有哪些注意事项？

股骨颈骨折后，一定要注意保持位置的相对稳定，初期以卧床为主。股骨颈骨折的主要并发症有以下几种。

（1）股骨头坏死：头下型的股骨颈骨折因为股骨头的血供损伤，有一定概率发展成为股骨头坏死。

（2）便秘：患者长时间卧床后，身体虚弱，加之饮食减少，容易导致肠蠕动减弱，会出现排便无力的症状，务必观察大便情况，最好每天 1 次，如果 2～3 天未有大便，需服用相应药物。

（3）坠积性肺炎：患者长时间卧床，肺部通气功能受损，需要适当翻身，30° 坐起，防止肺炎产生。

（4）压疮：患者卧床后，骶尾部长时间接触床面，容易发生压疮，适当的翻身有利于患者进一步恢复。

6. 骨折后的食补方法有哪些?

人们通常说"喝骨头汤补骨头",目前虽然没有明确的临床证据,但是笔者认为基于中医"以筋养筋、以骨养骨"的理论,适当服用骨头汤未尝不是一件美事。同时患者在骨折期间应注意避免食用寒凉、辛辣和难以消化的食物,适当服用富含蛋白质、钙质和维生素的食物,有利于骨头的生长和恢复。

桡骨远端骨折相关知识及预防诊治

1. 桡骨远端骨折的骨折类型

桡骨远端骨折基于多种分类,常见的有colles骨折、smith骨折、barton骨折等,也有基于AO分型的A、B、C型桡骨远端骨折。

2. 中医治疗桡骨远端骨折的方法有哪些?

与治疗股骨颈骨折有相通之处,中医也是通过手法复位、小夹板固定、绷带包扎、膏药外敷、导引锻炼等方式进行治疗。传统中医疗法有着创伤小、功能恢复快、避免二次手术损伤等优点。

3. 桡骨远端骨折的恢复时间需要多长时间?

桡骨远端属于上肢骨折,依据骨折粉碎程度、移位程度的不同,一般为3～6周的固定时间,腕关节屈伸活动的正常恢复期一般为2～3个月。

总体来说,骨折本身并不可怕,掌握制动、休息、导引锻炼的原则,四肢骨折通常均有良好的预后。

带你认识腰痛病

我们的腰椎支撑着我们的身体，腰椎由脊柱骨骼、椎间盘、关节突关节和周围的肌肉、韧带构成。其中任何一个结构发生问题都会导致腰痛。其实我们的腰椎和所有的物件一样，都会出现劳损，而这个过程比大多数人想象中来得都要快。正常情况下，腰椎从我们 20 多岁时就开始走下坡路了。大多数人乍听到这个事情的时候可能会觉得不可思议。腰痛的人这么多，都是什么问题导致的呢？大多数人都是因为平时生活、学习、工作的习惯不好而造成了一些劳损性疾病，比如长时间坐着工作、经常弯腰劳作、经常负重。人们一般不觉得坐着对腰椎不好，其实坐着时腰椎所受到的力是站着时候的 1.5 倍，弯腰的时候更大，如果再加上抬举重物，腰椎的负担更会成倍地增加。肥胖的人无疑时时刻刻都在负重，因此体重大的人更容易犯腰痛的毛病。

中医药治疗腰痛的原理是什么？

《素问·痹论》曰："痹在于骨则重，在于脉则血凝而不流，在于筋则屈不伸，在于肉则不仁。"腰为肾之府，肾主骨生髓，《诸病源候论·腰脚疼痛候》亦云："肾气不足，受风邪之所为也。劳伤则肾虚，虚则受于风冷，风冷与真气交争，故腰脚痛。"

中医认为，腰部痛是由于腰部气血运行不畅所致，可能是因为肾虚、肝气郁结、气血不足等原因。因此，中医治疗腰痛病首先需要调理和补充身体的气血、调节脏腑功能、激活经络系统，使得身体内部的能量、气血、代谢等方面得到平衡。

此外，还需要考虑引起腰部疼痛的具体病因。

（1） 慢性腰肌劳损：长期站立、弯腰、提重物等都会引起肌肉劳损，导致腰疼、酸胀、僵硬等症状。

（2） 腰椎间盘突出：腰椎间盘突出是腰痛的主要病因之一。当椎间盘突出或破裂时，会压迫或刺激神经，导致腰疼、下肢麻木等症状。

（3） 脊柱退行性变：随着年龄的增长，一些人可能会出现脊柱退行性改变，使脊柱骨骼的形态发生变化，导致神经根受到压迫而引起腰疼。

（4） 腰部肿瘤：少数情况下，腰部疼痛可能是肿瘤引起的。肿瘤可能导致腰部神经受到压迫、组织损伤等情况。

这时要根据具体病因辨证论治，进行中药、针刺、整骨、理疗等治疗。

中医药治疗腰痛病还需要配合生活习惯调节，比如可以通过做一些腰腿部功能锻炼操、游泳等锻炼腰部肌肉。需要注意的是，腰部功能锻炼应根据自身实际情况和建议来进行，若锻炼后腰部疼痛加重，应及时暂缓或停止相应的运动。

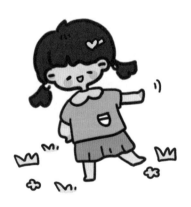
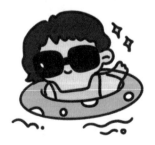

施氏伤科辨证分期治疗腰腿痛

　　施氏伤科是沪上"伤科八大家"之一，入选国家级非物质文化遗产保护名录，肇始于清代道光年间江苏海门施镇仓，融传统武术、整骨手法与中医内治调理方法、外敷中药于一体，创立了中医骨伤科独特的诊治方法，悬壶济世，声誉海内，至今已历一百八十余年。自施镇仓开创施氏伤科流派，历五世家传，至第五代施维智，名扬海内，施维智打破家传观念，广收门徒，徒弟门人遍布各地。施氏伤科疗法治疗腰腿痛疗效确切，深受患者的好评。

　　腰腿痛是临床常见症状，引起腰腿痛最多见的疾病就是腰椎间盘突出症和腰椎椎管狭窄。腰腿痛患者多数有外伤史，或慢性腰痛史，腰部疼痛伴下肢酸肿、麻木或仅为臀腿部酸胀、麻木、疼痛，劳累后加重，天气变化时疼痛加剧，若伴有下肢放射痛，弯腰活动受限，应考虑腰椎间盘突出症；反之，腰部背伸受限，伴间歇性行走跛行，应考虑腰椎椎管狭窄症。大多数腰痛病患者腰部有压痛，腰椎生理弧度直、侧弯、后突改变。必要时可以行CT、MRI检查，以明确诊断。中医药治疗腰腿痛具有较强的优势，不良反应小，大多数患者可以通过保守治疗改善症状，无须手术。

　　施氏伤科强调"内外结合，三期论治"。认为肢体损伤，每能导致脏腑、经络、气血功能失调，因而治疗损伤性疾病，应该根据中医辨证规律分期进行内治用药，再佐以外治之法。施氏伤科对腰腿痛的认识深刻，疗效显著，擅于腰腿痛（腰椎椎管狭窄、腰椎间盘突出症）的治疗，将腰腿痛辨为正虚邪实之证，分为急性发作期、缓解期和康复期三期，进而加以论治。急性期辨风寒瘀孰甚，风甚者祛风，寒甚者散寒，瘀甚者化瘀；缓解期和营祛风；康复期分阴虚、阳虚，阴虚者育阴，阳虚者温肾。在用药上，施氏伤科通过长期的实践积累总结出了"地龙舒腰汤""活血止痛汤""育阴健腰汤""补肾健腰汤"等一系列验方，根据患者体质，望闻问切、辨证论治，在施氏伤科经验方的基础上进行辨证加减，行个体化治疗。若患者不便煎服中药，亦有"疏风舒腰颗粒""地龙舒腰胶囊""芷龙蠲痹片"等治疗腰腿痛的自制制剂为广大患者保驾护航。局部可以循经敷贴"施氏伤膏""宿伤膏",还可予自制散瘀和伤洗方宽汤浓煎,趁热熏洗患处,对于宿伤劳损、筋骨作痛有极佳的疗效。根据腰痛病患者主要症状及体征不同,针对性地选用腰部脊柱整骨手法,通过理筋、整骨、牵拉等操作来疏通经络、调整气血、平衡阴阳,同时亦随证运用各种辅助疗法如针灸、牵引、中药熏洗等,从而达到改善症状的疗效。

"寂静杀手"
——骨质疏松症

骨质疏松离我们远吗?

骨质疏松症(OP)是最常见的骨骼疾病,是一种以骨量低、骨组织微结构损坏,导致骨脆性增加、易发生骨折为特征的全身性骨病。骨质疏松症可发生于任何年龄,但多见于绝经后女性和老年男性。骨质疏松症分为原发性和继发性2大类。原发性骨质疏松症包括绝经后骨质疏松症(Ⅰ型)、老年骨质疏松症(Ⅱ型)、和特发性骨质疏松症(包括青少年型)。随着人口老龄化日趋严重,骨质疏松症已成为我国面临的重要公共健康问题。早期流行病学调查显示,我国50岁以上人群中,骨质疏松症患病率女性为20.7%,男性为14.4%;60岁以上人群骨质疏松症患病率明显增高,女性尤为突出。据以往估算,2006年我国骨质疏松症患者已近7 000万,骨量减少者已超过2亿人,尽管缺乏新近的流行病学数据,但估测我国骨质疏松症和骨量减少人数已远超以上数字,并且我国超九成患者并不知道自己患有骨质疏松。

骨质疏松症的症状是什么?

腰背骨痛,身高缩短,腕部、脊柱、髋部容易骨折是骨质疏松最明显的3个症

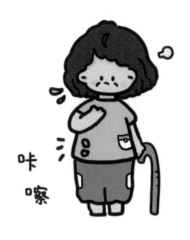

状，严重骨质疏松患者仅仅受到轻微碰撞就有可能发生骨折，甚至坐车颠簸、打喷嚏都会造成脊柱骨折。而骨折往往是造成老年人失能的重要原因，可见防治骨质疏松刻不容缓。

我国已进入老龄化社会，骨质疏松症的发病率日趋增高，但遗憾的是，很多人是在自己或亲人发生骨折以后才认识到骨质疏松症的危害，骨质疏松症俨然成了中老年人健康的隐形杀手。定期检查骨密度，发现骨质疏松并积极采取措施进行干预是非常关键的。

1分钟，测测自己有没有骨质疏松的风险

国际骨质疏松基金会骨质疏松风险 1 分钟测试题

因素		问 题	回答
不可控因素	1	父母曾被诊断有骨质疏松或曾在摔倒后骨折吗？	是□否□
	2	父母中有人驼背吗？	是□否□
	3	实际年龄超过 40 岁吗？	是□否□
	4	是否成年后因为轻摔发生过骨折？	是□否□
	5	是否经常摔倒（去年超过 1 次）或因为身体较虚弱而担心摔倒？	是□否□
	6	40 岁以后的身高是否减少超过 3 cm 以上？	是□否□
	7	是否体重过轻？（BMI 值少于 19 kg/m^2）	是□否□
	8	是否曾服用类固醇激素（如可的松、泼尼松）连续超过 3 个月？	是□否□

续　表

因素		问　　题	回答
不可控因素	9	是否患有类风湿关节炎?	是□否□
	10	是否被诊断出有甲状腺功能亢进或甲状旁腺功能亢进、1型糖尿病、克罗恩病或乳糜泻等胃肠疾病或营养不良?	是□否□
	11	女士回答:您是否在45岁之前就绝经了?	是□否□
	12	女士回答:除了怀孕、绝经或子宫切除外,是否曾停经超过12个月?	是□否□
	13	女士回答:是否在50岁前切除卵巢又没有服用雌和(或)孕激素补充剂?	是□否□
	14	男士回答:是否出现过阳痿、性欲减退或其他雄激素过低的相关症状?	是□否□
生活方式(可控因素)	15	是否经常大量饮酒(每天饮用超过两单位的乙醇,相当于啤酒500 mL、葡萄酒150 mL或烈酒50 mL)?	是□否□
	16	是否目前习惯吸烟或曾经吸烟?	是□否□
	17	是否每天运动量少于30分钟?	是□否□
	18	是否不能食用乳制品,又没有服用钙片?	是□否□
	19	每天从事户外活动时间是否少于10分钟,又没有服用维生素D?	是□否□

上述问题,只要其中有一题回答结果为"是",即为阳性,提示存在骨质疏松症风险,建议进行骨密度检查或FRAX风险评估。

注:BMI=体质指数;FRAX=骨折风险测评工具。

骨质疏松的预防原则是什么?

骨质疏松的病程是不可逆的,现在还缺乏绝对有效、安全的方法使疏松的骨骼完全恢复正常。所以从某种意义来讲,骨质疏松的预防比治疗更为重要。根据骨质疏松的病理生理特点,尽管此病的发生多在中老年时期,但预防必须从青少年开始。

(1) 一级预防:从婴幼儿开始就要摄入足量的钙,在青少年期要注意合理膳食营养;多食用钙含量高的食品;多参加体育锻炼、每天多接受日光浴;妇女在孕期和哺乳期要注意补充足量钙剂。

(2) 二级预防:人到中年尤其是妇女绝经后,骨量丢失加剧,每年应定期进行骨密度检查,快速骨量减少的人群尽早采取防治对策,绝经后妇女可进行长期雌激素替代治疗,进行预防补钙、补充维生素 D 等。

(3) 三级预防:老年骨质疏松患者应积极进行抑制骨丢失和促进骨形成的药物治疗,加强老年患者肢体肌肉功能锻炼,增加肢体活动协调性,老年人要采取防摔、防碰、防颠等措施。

日常生活中该怎么做?

日常生活中的饮食、活动习惯和休息质量对于骨质疏松症患者极为重要。健康的饮食习惯能保证营养均衡以及维持正常值范围内的BMI。适当的运动训练以及日晒也是许多骨质疏松指南里推荐的基础治疗方法。此外,通过锻炼能改善和提高姿势的稳定性和流动性,有减少跌倒和骨折风险的可能。

导致骨量降低的另一个因素是吸烟、酗酒。女性吸烟者往往比非吸烟者早2～3年绝经,因此其绝经后雌激素水平的下降也早于非吸烟者,故前者骨密度相对要低于非吸烟者。而且吸烟的中、老年人跌倒的风险也相对高于非吸烟者。酗酒对骨密度和骨量的影响除了受剂量和持续时间等因素的影响外，也可因年龄、性激素及营养情况等影响骨量。

接受适量阳光，有助于防治骨质疏松和抑郁症，但长时间晒太阳容易诱发皮炎、白内障、老年斑等疾病。晒太阳的时间最好在下午3点到傍晚时分，20～30分钟即可，因为这段时间的阳光紫外线较低，能让人感到温暖、舒适。

2017年我国发布的《补充钙和维生素D防治骨质疏松症的全球临床指南进展》提出比较适合大陆人群口服钙和维生素D来预防骨质疏松症的方法为：500～600 mg的钙剂量和维生素D_3剂量为200 IU（国际单位）的补充剂。这2种基本补充剂在整个生命周期中对骨骼健康有重要作用，钙是骨中的主要矿物质，而维生素D对于钙的有效吸收和维持骨细胞的有效功能是非常重要的。

中医对骨质疏松症又是怎么说的呢？

骨质疏松症属中医"骨痹""骨痿"范畴，其名最早见于《素问·痿论》，"骨痿者，生于大热也"。"肾气热则腰脊不举，骨枯而髓减，发为骨痿……有所远行劳倦，逢大热而渴，渴则阳气内伐，内伐则热合于肾"。中医学认为，肾主骨生髓藏精，妇女到了绝经的年龄，"天癸"绝，肾精逐渐衰少，骨髓化源不足，不能营养骨髓而致骨髓空虚，进而导致发生绝经后骨质疏松症。疼痛主要由气血亏虚、肝肾亏虚、痰瘀凝滞所致。《黄帝内经》曰："腰者，肾之府，转摇不能，肾将惫矣。"《诸病源候论》曰："肾主腰脚，肾经虚损，风冷乘之，故腰痛也。""劳损于肾，动伤经络，又为风冷所侵，血气击搏，故腰痛也。"可见原发性骨质疏松症所引起的慢性腰痛多与肝肾亏虚及风寒湿邪侵袭、气血瘀阻经络有关。

中医以补肾壮骨、填精益髓为治疗原则。在控制疼痛、预防骨折，提高生存质量方面有一定的优势，因其不良反应少，治疗方式多样，优越性突显，受到广大医疗工作者的认可。作为不可逆的骨骼衰老表现，骨质疏松症需要终身管理，甚至终身治疗。

香山中医医院治疗骨质疏松症的特色

香山中医医院（施氏伤科）根据多年临经验总结、遴选出十多味具有强筋骨、温肾滋阴、活血通络的中药，创立了用于治疗原发性骨质疏松症的自制制剂——"归龟壮骨片"。该方以狗脊平补肾气，强健筋骨；补骨脂固本利骨；巴戟天、淫羊藿壮阳固肾；紫河车、龟甲胶精血之品大补元阴，填补精血，配伍知母泻肺滋肾，丹参、当归等活血通经止痛，从而使肝肾得以滋养，后天得以补给。根据施氏伤科临床经验，骨质疏松患者早期应予以干预，以预防骨质疏松性骨折的发生，建议将施氏伤科自制制剂"归龟壮骨片"作为主要药物，长期服用，此药对全身或腰脊疼痛等临床症状改善尤为明显，具有良好的治疗效果。前期研究亦证实了"归龟壮骨片"治疗肝肾亏虚证骨质疏松症患者时，在改善患者腰背疼痛、腰膝酸软、乏力等症状方面疗效突出，且用药安全性较好。

老年人与贫血

有些朋友们照镜子时候，会觉得自己面色苍白、发暗，看起来没有精神，做事情也是有气无力的，甚至动不动就头晕眼花，但却找不出原因。最后只能归咎于两个字：老了。直到体检后拿到报告才发现，血常规指标有异常，红细胞、血红蛋白等低了，这才知道原来自己有贫血。

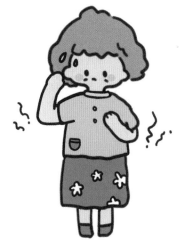

老年人随着年龄增长，造血功能也慢慢退化，造的血少了，自然就会出现贫血。一般成人的血红蛋白，男性在 120 ～ 160 g/L，女性在 110 ～ 150 g/L，低于这些标准则考虑贫血。而对老年人而言，血红蛋白的要求是可以适当放宽的，可以稍许比一般成年人低一些。

在一般人印象里，贫血代表着缺少营养。"补补铁会好的""吃点猪肝"，这些都是日常生活中常见的应对方法。说到营养缺乏，很多人都会有疑问，因为如今大家的生活水平慢慢提高了，吃穿住行方面的条件也是越来越好，特别是吃的方面，俗话说"民以食为天"，怎么会营养缺乏呢？但是实际上，贫血没有因为生活水平的提高而消失，贫血仍然是一种常见病，而且女性患者明显多于男性，老年人和儿童多于中青年。要注意，长期贫血若得不到改善，会使得心脏的负担加重，血红蛋白在 90 g/L 以下时，会影响到心脏；血红蛋白在 70 g/L 以下时，会明显加重心脏的负担，导致贫血性心脏病。所以我们需要好好了解一下贫血。

什么是贫血?

人的血液里有红细胞,红细胞可以给人体组织和器官供氧,如果红细胞不够了,人体组织器官的氧分也就供应不上来了,就会出现一系列的症状。人体的皮肤黏膜,包括眼睑、指甲、面色等变得苍白,就是因为血液供应少了。人体组织器官缺氧了,会导致一系列情况,脑缺氧了,就会头晕头痛,倦怠乏力,注意力不集中,记忆力下降等;肌肉缺氧了,就会肌肉没力气,容易疲劳;呼吸循环系统缺氧了,就会动不动就心慌气喘;胃肠道缺氧了,消化不动了,就会食欲不振,腹胀便秘;也会出现神经感觉的异常,如皮肤麻木等诸多症状。

贫血的原因

除了一般人印象中的缺少营养,还有很多原因。老年人往往伴有很多慢性病,如慢性肾功能不全、慢性感染、肿瘤等都会导致贫血发生。以下介绍几种较为常见的老年人贫血类型。

第一种是因缺铁而导致的贫血。铁是造血的主要原料之一。老年人缺铁的原因很多。人的年纪上去了,牙齿慢慢松动了,甚至需要戴义齿,饭量相对也没有那么大了;人的年纪上去了,胃酸分泌也会减少,胃酸少了,铁的吸收也会减少;有的老年人喜欢喝茶,茶叶中的鞣酸也会影响铁的吸收。另外,慢性失血也会导致铁的流失,如痔疮出血,痔疮反反复复,迁延不愈,铁元素慢慢就跑走了。如果确诊为缺铁性贫血,可以遵医嘱补充铁剂类药物,也可以选择含铁丰富的食物如动物肝脏、鸡鸭猪血、瘦肉、黄豆、木耳、海带、菠菜等。口服铁剂治疗期间大便会变黑,对此不用过度惊慌。

第二种是因缺叶酸和维生素B_{12}而导致的贫血,即巨幼细胞性贫血。叶酸和维生素B_{12}都是造血的重要原料。长期酗酒、慢性肝病、肠道炎症等会导致叶酸的缺乏。在日常生活中，吃绿叶蔬菜是最常见的补充叶酸的方法，如果挑食不吃绿叶蔬菜，那么可能会出现叶酸摄入不足，进而导致贫血。要注意：新鲜蔬菜如果没有及时食用，在冰箱里存放时间超过1～2天，或者在烹饪时选择油炸、爆炒等方式，就会损失大量叶酸。所以买回来的新鲜蔬菜，最好当天食用完毕，烹饪方式也尽量避免油炸、爆炒。如果经过微量元素检测，发现叶酸大量缺乏，则需要在医生指导下服用补充叶酸的药物。维生素B_{12}主要存在于肉类食物中，特别是红肉，富含大量维生素B_{12}，可以适当补充。胰腺疾病患者，或者反复感染服用抗生素者，人体维生素B_{12}的合成会受到影响；老年人胃壁细胞退化，维生素B_{12}的吸收也会下降。

中医与贫血

中医典籍中没有贫血这一称呼，主要将其归于"血虚""虚劳""血证"等范畴，表现为面色无华、指甲色淡、头晕目眩、神疲乏力等。中医学认为血的来源主要是人摄取的水谷精微，血行于脉中，内至五脏六腑，外达皮肉筋骨，可濡养身体和精神。所谓"心主血，肝藏血，脾统血"，而这些脏腑功能的发挥又离不开肾火的温煦，故血虚的发生也离不开各个脏腑的正常工作和相互协调。

中医认为"有形之血不能自生，生于无形之气""气为血之帅，血为气之母"，气和血二者是相辅相成的，治疗慢性贫血，需要气血同治，补气生血。中医采用辨证论治的方法，根据不同人不同情况，一人一方，如脾胃虚弱者，可选择香砂六君汤加减；气血两虚者，可选择八珍汤加减等，方药根据具体情况随证加减。

贫血患者在日常生活中，除了进食富含铁、叶酸、维生素B_{12}的食物以外，还可适当地进行补给。进食动物血制品，也符合中医"以形补形"之说。红枣是补血佳品，但不可大量进食，进食过多红枣容易导致胀气，反而可能导致脾胃运化失调。

脑梗复发可以控制吗？

71 岁的王大爷 1 年前因突发言语不清，右侧手脚无法活动而送医，经检查确诊为急性脑梗死（即我们俗称的脑梗）。眼见着自己歌也不能唱了，舞也不能跳了，王大爷一度心灰意冷，还好经过全面治疗王大爷说话又利索了，手脚活动也恢复到了从前，出院的时候又恢复了往日的活力。出院时医生叮嘱他可得认真服药，王大爷头点得跟捣蒜似的，没曾想过了半年王大爷的家人又把他送进了医院，这次的王大爷脸也歪了、嘴也斜了，偏瘫的肢体让他彻底躺在了床上。检查下来明确王大爷又脑梗了，王大爷的儿子告诉医生王大爷回家后吃了一阵药觉得自己病好了就把药都停了。王大爷还是个画家，平时总爱抽烟喝酒，美其名曰"寻找灵感"，上次发病后也没收敛，医生听了直摇头，直骂王大爷糊涂啊，而此刻躺在病床上的王大爷只能用眼角的泪水和喉咙里的呜呜声述说着心中的难过和后悔了。那脑梗复发究竟能控制吗？如何避免脑梗的复发呢？下面我们就从专业的角度讲讲如何预防脑梗"二进宫"。

脑梗复发可以控制吗？

导致脑梗复发的原因有很多，主要分可控因素和不可控因素，不可控因素主要指种族、年龄、性别、家族遗传等，可控因素包括肥胖、血压、血糖、血脂、房颤、睡眠呼吸暂停、高同型半胱氨酸、抽烟饮酒等。控制脑梗复发主要是指通过药物、饮食、运动等手段控制这些可控因素来避免脑梗的再次发生。

脑梗复发的高峰期在什么时候？

脑梗1年复发率在3%左右，5年平均复发率可达20%以上，通常每复发一次，病情就加重一次，致死率、致残率也会相应增加，随着脑梗复发次数的增加，遗留后遗症或者死亡的概率就越大。

如何控制脑梗复发呢？

1. 谨遵医嘱，按时吃药，不随意停药，定期复查

王大爷就是犯了很多脑梗患者都会犯的错误，自以为没遗留后遗症就是脑梗痊愈了，殊不知血管损伤是不可逆的，随着时间的推移，血管硬化会逐渐加重，存在复发风险。因此必须长期服用药物控制，按时吃药；每月至少去专科医生那里就诊1次，随时观察病情的变化并及时调整用药，严格按照医嘱加药或停药，并长期规范服药，切不可自作主张；同时每年进行1次全面的体检，了解心、脑、肾、血管等各大脏器的情况。

2. 控制"三高"

很多脑梗患者常合并高血压、糖尿病、高脂血症等基础疾病。高血压是导致脑梗

最主要的危险因素，控制血压在合理范围内是控制脑梗发生的必要手段，推荐血压控制在 140/90 mmHg 以下，但同时降压不可过度，血压尽量不低于 110/60 mmHg，若血压过低，也易导致脑灌注不足诱发脑梗复发。研究表明严格控制血糖水平可以有效降低患者脑梗复发的风险，目标值推荐糖化血红蛋白 < 6.5%。脂代谢异常也是导致脑梗复发的重要因素，其中低密度脂蛋白与脑梗死的发生和复发息息相关，推荐低密度脂蛋白水平 < 1.8 mmol/L。

3. 控制房颤

20% ～ 30% 的脑梗死血栓来自心脏，房颤时心房不规则的跳动使得血液在心房内流动时形成涡流变慢，生成血栓，血栓一旦脱落且随血流堵塞脑血管便会导致脑梗死，对于合并心房颤动的脑梗死患者，脑梗复发的概率会较常人有所增加，所以更应该严格执行抗凝治疗，且抗凝治疗优于抗血小板治疗，左心耳封堵术也是预防血栓脱落的手段之一。

4. 避免打鼾

脑梗死患者常合并睡眠呼吸暂停，打鼾患者建议行睡眠监测明确诊断，夜间睡眠时可保持侧卧位，必要时可佩戴无创呼吸机或者行手术治疗。

5. 管住嘴、迈开腿

即规律饮食、清淡饮食，锻炼身体，控制体重，脑梗患者应当遵从低盐、低脂、低糖的饮食原则，饮食应当清淡、科学、适度、均衡，适当增加蛋白质、蔬菜的摄入，不要暴饮暴食，尽量少食酱菜、咸菜、腌制类、高油高糖食物。脑梗患者应当避免久坐不动，适当运动对于控制"三高"、控制体重、提高机体抗病能力大有裨益。运动则以微微出汗为宜，循序渐进，不可逞强，可选择快走、太极拳等有氧活动，期间如感身体不适应当立即停止运动。

6. 规律作息，早睡早起不熬夜

过度劳累或熬夜容易引起血压波动或血流动力学改变，对于脑梗患者来说有加重血管负担的风险。此外，晚23点至次日凌晨3点的睡眠质量对于人体修复来说尤为关键，若不注意就会继续影响血管的健康，久而久之易造成脑梗的二次发作，所以脑梗患者应当规律作息，避免熬夜。早晨起床时应缓缓起身，避免幅度过大，造成体位性低血压，引起循环灌注不足，诱发脑梗。晨起后可适当饮用温开水300～500 mL，有助于稀释血液浓度，降低血黏度。

7. 注意环境温差

中医讲究"天人相应"，人体生物钟的节律和大自然是同步的，天有所变，人有所应，每当天气转凉，或者从温暖的房间到寒冷的房间时就容易因寒冷刺激血管收缩而导致脑梗复发。心脑血管疾病通常每年有2次高峰发作期，即每年的秋冬季和冬春季，这2次高峰期主要是由于季节转换，冷空气活动频繁所导致。秋冬季节尤其是老年人要注意保暖，避免寒冷天气时的室外活动。此外，早上气温过低也容易造成血管收缩，脑梗患者若锻炼可选择在上午9点或下午4点左右，避免环境温差对血管的影响。

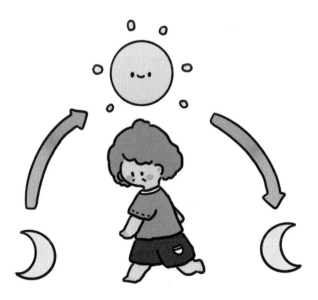

8. 戒烟戒酒

吸烟是脑梗死重要且独立的危险因素，吸烟饮酒会严重损伤血管内膜，诱发血栓。若想要降低脑梗复发概率，就必须戒烟戒酒，同时远离吸烟人群，被动吸烟也会危害到身体健康。

9. 保持良好的心态

长期不良情绪如抑郁、焦虑、悲伤、烦躁等都可能引起血管神经功能失调导致血管收缩，刺激斑块破裂，诱发脑梗死。不急不躁、不悲不喜，尽量避免情绪激动，避免大哭大笑，保持心平气和，良好的心态不仅能降低脑梗死复发的可能，还能有效促进脑梗死的康复。

10. 保持大便通畅

保持大便通畅，养成定时排便的习惯对于预防脑梗复发意义重大。

11. 不乱用偏方，寻求正规中医药治疗

越来越多的研究表明，中医药对于脑梗康复、改善预后及预防复发有着良好的临床疗效。合理运用中医药，可以有效防治脑梗死。中医药通过四诊合参，辨证施治，全面结合患者病情后予以相应治疗。曾有患者深信民间偏方后自行停服其他药物，造成脑梗复发等惨痛后果的案例，因此寻求中医药治疗应前往正规医疗机构，切不可道听途说，更不能迷信民间偏方。

王大爷的故事令人惋惜，却也不是个例，也为其他脑梗患者敲响了警钟，脑梗死的复发重在预防，每个人都是自己健康的第一责任人，要从日常生活的一点一滴做起，为自己的健康负责，为生命负责。

戒烟困扰，中医帮忙

烟草危害

据科学证据表明，烟草烟雾中含有7 000多种化学成分，其中超过250种对人体健康有害，包括至少70种致癌物质。而我国是全球最大的卷烟生产国和消费国，烟民超3亿之多。吸烟过多会造成呼吸系统慢性疾病、心脑血管疾病等，特别是增加肺癌的发病率，甚至每年有100多万人因吸烟死亡。所以全民控烟，刻不容缓。

什么是烟草依赖？

有人认为"吸烟又不是什么大事儿，能有多大的危害"，总觉得疾病离自己很远。说这话的人，估计是没被烟草狠狠教训过。等你的血管、心肺功能亮起红灯，高血压、冠心病、肺气肿、脑梗死排着队来报到的时候，你就会重新审视吸烟带来的危害，认真考虑戒烟这件事了，也会更加深刻地体会到"嗯，和吸烟后短暂的愉悦相比，还是健康更重要"。

还有一种人尝试过戒烟但却失败了。俗话说"蜀道之难，难于上青天"，戒烟可能比上蜀道还要艰难。戒烟之初雄心万丈，气势勃勃，但当友人一聚或是压力一大时，就又不知不觉开始"吞云吐雾"了。

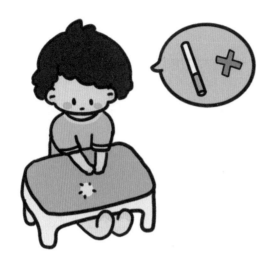

烟草依赖是吸烟者持久吸烟并难以戒烟的重要原因，烟草中的尼古丁有很强的致瘾性，会使吸烟者产生一种精神依赖。一旦没有烟抽，就会出现口干、头痛、睡眠障碍，进而导致精神上焦虑、暴躁、注意力不集中等不适症状。总而言之，戒烟最重要的是患者具有戒烟意愿和决心。

戒烟首先要有坚定的思想准备，只要你下定决心，遵循科学的戒烟方法，没有戒不了的烟。但研究表明，单纯靠自主意识戒烟非常困难，复发率很高，成功率不足3%。专家认为，专业科学的戒烟干预加个性化、差异化的戒烟定制方案，能够起到最好的戒烟效果。

戒烟治疗方法

烟瘾严重时，患者可寻求戒烟门诊帮忙。通过评估患者尼古丁的依赖程度，采用不同的戒烟方法。当烟瘾发作时，可通过行为疗法，如喝水、嚼口香糖、运动等方式转移注意力，缓解症状；也可以运用心理教育干预治疗。目前西医戒烟主要通过"尼古丁替代疗法"、伐尼克兰、安非他酮等药物缓解患者戒烟后的戒断反应，运用药物刺激多巴胺的释放，帮助患者戒烟。

中医戒烟方法

中医在戒烟上有其独特的方法，鉴于中药的不良反应较少，并且较为经济，利用中医药可以进一步提高戒烟疗效。那么中医有什么好方法呢？

1. 戒烟茶——最简单的戒烟法

清肺利咽茶：由玄参、麦冬、天冬、百合、浙贝母等组成，上午、下午各1包，代茶饮，具有清肺化痰、养阴利咽的功效，能够有效缓解戒烟过程中所产生的咳痰黄稠不畅、咽干咽痛、龈肿口臭、舌苔黏腻等一系列不适症状。

鱼腥草茶：取鱼腥草250 g，早晚各煎1剂，代茶饮。鱼腥草的气味可以降低烟民对烟草刺激的依赖性，消掉烟民味觉对烟草的依赖。

2. 针灸戒烟——抑制烟瘾的有效方法

中医针刺在很多难治性疾病上都有一技之长，针刺戒烟也是很多中医医生的关注重点。针刺治疗通过诱发内源性阿片样物质释放，能够逐渐降低尼古丁成瘾性，因此可以达到戒烟目的。现代研究发现，针刺戒烟的理论机制表现为针刺后调节经络和神经从而调整血浆亮氨酸脑啡肽水平，以此减轻戒烟者烦躁、焦虑等戒断症状，提高戒烟成功率。

3. 耳穴戒烟——有效方便

采用耳穴压豆的方式，常选用神门、肺、交感、气管、脾等耳穴。当想吸烟时，戒烟者可用手指按压在耳穴上，轻轻按摩20 ～ 30秒。

4. 药物贴敷——缓解戒断症状

选用麝香、甘草、薄荷、藿香等制成药液浓缩提纯后，制成贴膏，贴敷于合谷穴、列缺穴、内关穴、足三里穴等。

（1）	合谷穴：可使吸烟者发现吸烟无烟味，从而阻断吸烟者对烟草的依赖性。
（2）	列缺穴：能够抑制烟瘾，治疗咳嗽、气喘、痰多等症状，治疗吸烟引起的不适。
（3）	内关穴：具有宁心安神的作用，能够控制疲倦易怒、精神不集中、头痛、头晕等戒断症状。
（4）	足三里穴：既可健脾胃、化痰浊而止咳平喘，又能增加机体免疫功能、增强体质。

在古代人们知道烟草的危害吗？

中医认为，烟草性"温燥"，而点燃的烟草更是"热毒燥邪"，它对人体的危害大概会经历这样一个过程：从最初的"肺气郁闭"慢慢演变成"肺痿"，烟毒上熏灼伤肺液、煎炼成痰，最终诱发慢性阻塞性肺疾病、肺癌等多种疾病。清代医家吴仪洛在《本草从新》中将烟草归为毒药类，认为烟草容易导致"喉风咽痛、咳血、失音之症"；清代医学家赵学敏也指出，烟草"耗肺损血，世多阴受其祸而不觉"，在其著作《本草纲目拾遗》一书中，将吸烟的危害归纳为"伤气、伤神、损血、损容、耗肺、折寿"，劝告人们"宜远之""宜戒之"。

戒烟，随时开始都不算晚

如果家里父亲抽烟，并且烟龄很长，你应该如何劝导他戒烟，并且帮助他完成戒烟呢？

首先，要结合他的身体情况，告诉他吸烟的危害，尤其是二手烟对家里其他亲人的危害。

其次，应该告诉他有什么方法可以帮助他戒烟。可通过喝水、嚼口香糖、运动等方式转移注意力、缓解症状，也可以运用心理教育干预治疗，还可以在医生的指导下服用戒烟药物。

最后，还应该告诉他中医戒烟的一些办法，比如茶饮、针灸、耳穴、敷贴等。

通过上述介绍，相信大家不难发现，中医在帮助吸烟者戒烟上可以发挥很大的作用。任何时候、任何年龄戒烟都不算晚，"戒比不戒好，早戒比晚戒好"，烟民们只要下定决心，选择适合自己的戒烟方式，一定可以摆脱烟瘾，成功戒烟！

三味"仙药"化食积

民以食为天！中华民族的美食文化和中医药文化一样，经过中华上下五千年的历史沉淀与发展，如瀑布一般博大精深，源远流长！中华美食，看的是色，闻的是香，吃的是味儿，听的是故事。但一不小心美食吃多了，食积了怎么办？接下来介绍几味中药，可以助力消化食物，减轻脾胃负担，帮助大家解决享受美食的后顾之忧。

在中医治疗脾胃病的处方上，经常会看到"焦三仙"，很多人可能认为焦三仙是一味中药，但实际上焦三仙是焦山楂、焦麦芽、焦神曲三味药的总称。这三者皆以焦制入药，且均具有消食化积的功效，因此，临床上医生常将三药合用并称为"焦三仙"。

焦麦芽、焦山楂、焦神曲虽然都有消食化积、开胃和中的功效，均可以用来治疗各类饮食积滞或脾胃虚弱、四肢无力、食欲不佳等症状，但这三味中药各有强项，焦山楂擅于治疗肉类或油腻过多所致的食滞；焦麦芽善于消化淀粉类食物；而焦神曲

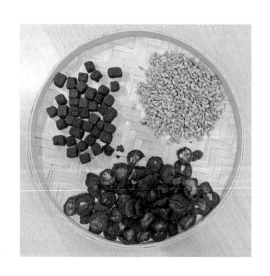

则利于消化米面食物。下面对它们的加工、作用略做介绍。

焦山楂

山楂，味甘、辛，气平，入脾经、胃经、肝经，可以消食健胃、行气散瘀、驱绦虫。《本草通玄》云："山楂，味中和，消油垢之积，故幼科用之最宜。"《本草求真》云："山楂，所谓健脾者，因其脾有食积，用此酸咸之味，以为消磨，俾食行而痰消，气破而泄化，谓之为健，止属消导之健矣。"

说到山楂，就不得不提一下我国传统小吃——冰糖葫芦。冰糖葫芦起源于南宋，最早是用来治病的。南宋绍熙年间，宋光宗的爱妃黄贵妃病了，她面黄肌瘦，不思饮食。御医用了许多贵重药品，症状都没有好转。皇帝见爱妃日益憔悴，御医都束手无策，最后张榜求医。一位江湖郎中揭榜入宫，为贵妃诊脉后说："只要用冰糖与红果（即山楂）煎熬，每顿饭前吃5～10枚，不出半月病准见好。"听后大家对这样的治疗方式将信将疑，好在这个方法还算合贵妃口味，贵妃按此办法服十天半个月后，果然胃口大开，身体康健。后来这种做法传到民间，老百姓又把山楂逐个串起来，就成了冰糖葫芦。

焦山楂是怎么加工而成的呢？取干净的山楂，置锅内用武火炒至外面焦褐色，内部黄褐色为度，喷淋清水，取出，晒干就可以炮制出焦山楂。

食用山楂能增加体内的消化酶，从而加快脂肪的分解和消化。因吃肉类或油腻食物过多致嗳气、不想吃饭、肚子胀痛、大便稀薄的人群食用焦山楂常可获得良好的效果。现代药物实验表明，山楂有缓慢而持久的降低血压的功效，还可降低胆固醇和三酰甘油，预防动脉粥样硬化。而且还可扩张冠状动脉，增加心肌收缩力，抗心律失常。因此，经常食用焦山楂还有利于预防和治疗肥胖、高血压、高脂血症、动脉硬化、冠心病等。

焦麦芽

有没有发现？许多商场里的韩料店、日料店，给客人饮用的茶水不是柠檬水或茶叶水，而是大麦茶。

中药麦芽是由大麦加工而成，并不是我们磨面粉和做馒头、面包时用的小麦。制法是将大麦浸湿了以后，再用冷水浸过的草垫或麻袋等覆盖在上面，让它发芽，芽不必很长，0.5～1 cm就够了，然后把它晒干，就可作为麦芽使用了。取麦芽置锅内微炒至焦黄色后，喷洒清水，取出晒干得到的便是焦麦芽。

焦麦芽消食化滞的作用比生品麦芽更强。主治各种饮食积滞，但是古人强调其主要是用于米、面、薯、芋所致积滞。麦芽善于加快淀粉类饮食积滞的消化，当然不是淀粉类的也可以用。

麦芽除了消食以外，还有一个功效：回乳。有些哺乳期的妈妈因为一些特殊的原因不需要授乳了，但乳汁分泌仍然很旺盛，乳房非常胀，严重的时候还会形成乳痈。这时候就需要减少乳汁分泌，这时可以使用大量麦芽（每日120 g）来回乳。所以，哺乳期的女性需要尽量避免饮用麦芽茶，以免影响乳汁的分泌。

焦神曲

曲类中药是中药饮片的重要组成部分，临床应用广泛，由多种中药混合通过发酵而制成。

六神曲，甘、辛，温，归脾、胃经。《本草纲目》中记述了神曲得名的由来，"昔人用曲，多是造酒之曲。后医乃造神曲，专以供药，力更胜之。盖取诸神聚会之日造之，故得神名"。古人制作神曲应在阴历六月初六或三伏天，传说为天上的青龙、白虎、朱雀、玄武、勾陈、螣蛇六神聚会之日。

六神曲是由青蒿、辣蓼、苍耳草、赤小豆、苦杏仁、面粉六种原料药经天然发酵加工而成的中药曲剂，为立方形小块，一般为0.6～0.9 cm，表面灰黄色、粗糙，质脆易断。断面有青蒿的清香气，有的可见赤小豆的外种皮，微有香气。神曲经发酵而成，凡发酵之品都有健脾胃、助消化的作用，对于饮食内伤、消化不良、胸闷腹胀、大便溏泄都有良好的治疗效果。因其原料包含青蒿、辣蓼、苍耳等解表退热药物，略有解表退热的作用，所以对有饮食积滞，兼有外感发热者疗效突出，尤其是治疗小儿饮食积滞兼外感时，常常选用神曲。

焦神曲的外观质量为立方形小块，表面焦褐色，内为黄褐色，有焦香气，炒焦的功效是增强消化的作用。

焦三仙

焦山楂主要消肉食积滞；焦神曲不典型，各种食积都可用；焦麦芽主要消化淀粉类积滞，这3种药物各具特色，联合使用药效更佳，被称为"焦三仙"。常用的中成药——大山楂丸，就是由这三味"仙"药组成的，这3个药互相取长补短，可用于多种饮食积滞证。

"焦三仙"的药效虽好，但并非适合所有人群，脾胃虚弱者、孕妇以及哺乳期的妇女等便不适合使用，故出现消化不良等症状时应及时去正规医院就诊，在医生指导下使用合适的药物进行治疗。

针灸的前世今生

针灸其实是"针法"和"灸法"的统称，用针灸针刺入皮肤，点燃艾绒熏烤，通过刺激经络、腧穴来治疗疾病。

针法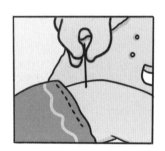

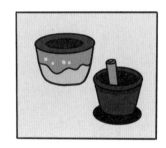 灸法

针，砭而刺之

《说文解字》言，"砭，以石刺病也"，"砭石"因此得名。远古时期的人们偶然发现身体被尖硬的石块、树枝等按压、刺破后，原有的病痛反而会减轻或消失，于是开始有意识地寻找尖锐的石块来刺激甚至刺破皮肤以减轻疼痛。然而形状大小合适的石头并非时时都能寻得，渐渐地，人们开始学会磨制石块，制作出自己需要的、适合刺入身体治疗疾病的石器。这是人类从旧石器时代迈入新石器时代的过程，是砭石这种

古老医疗工具出现的过程，也是针灸针最早的形态。

随着人类制作工具水平的提高，砭石逐渐变得精致起来，从大块粗糙的砭石，进化为小巧的石针、骨针、陶针。青铜器和铁器的出现意味着人类学会了采集和提炼金属，针灸针的材料也随之更新，出现了铜针、铁针、银针、金针等金属针。直到工业革命，炼钢技术突飞猛进，因其强度高、韧性好，很快便代替了其他金属成为针灸针的制作材料。最早的钢针因成本较高还需要回收和消毒，以便多次使用，而后炼钢技术逐渐成熟，现在的针灸针以不锈钢制作且多为一次性使用，避免了多次使用易生锈、毛糙、弯折以及消毒不彻底等问题。

对针灸最早的文字记载可以追溯到春秋时期。《左传》中记载，晋侯生了病，请了秦国名叫缓的名医为自己治病，医生还没到，晋侯就梦到疾病化身成两个小孩子，其中一个说："缓是个很厉害的医生，可能会伤害到我们，怎么逃呢？"另一个说："我们躲到膈的上方，心的下方，他能拿我们怎么办？"而缓为晋侯诊病后说："在肓之上，膏之下，攻之不可，达之不及，药不至焉，不可为也。"即疾病位于膏肓之间，在膈之上，心之下，灸法不能用，针刺达不到，药力到不了，不能治了。因为和自己的梦内容一致，晋侯称赞缓的确是良医，备了厚礼送他回国，后来晋侯果然去世了。

砭石和针法的发源之所可从《素问·异法方宜论》中探知："东方之域……鱼盐之地……其民食鱼而嗜咸……其病皆为痈疡，其治宜砭石。故砭石者，亦从东方来。"东方温暖近海，当地人喜吃鱼、盐，生病大多是痈疡之类的皮肤病，适合用砭石治疗，因此砭石也来源于东方。"南方者……阳之所盛处也……其地下……雾露之所聚也。其民嗜酸而食胕……其病挛痹，其治宜微针。故九针者，亦从南方来。"南方炎热，阳气最盛，地势低下，水汽易聚集，当地人喜爱吃酸味和发酵的食物，大多生筋脉痉挛、疼痛、麻木等疾病，适合用细针治疗，因此九针发源于南方。

说到九针就不得不提及《黄帝内经·灵枢》，它被认为是针灸学理论的源头。以《九针十二原》开篇，黄帝哀怜他的子民不能尽享天年，还要忍受疾病的痛苦，希望不用服药和砭石疗法，以细针疏通经脉、调和气血，并在后世代代相传。黄帝认为应当先编写一部《针经》，以此请教岐伯。由此开始论述了针刺治疗的基本原理、经络循行、腧穴定位、取穴原则、针具选用、补泻手法、针刺深度、留针时长、针刺禁忌、不良反应等。

其中详细记载了九针的形制特点和用法主治，相传九针由伏羲所制，包括镵、员、鍉、锋、铍、员利、毫、长、大9种针，各有不同，如今基本都保留传承了下来。

①	镵针，长一寸六分，针头较大，仅末端半寸左右尖锐，用于浅刺皮肤泻热，现代发展为梅花针、七星针、滚针等多种皮肤针。
②	员针，长一寸六分，针头圆润。
③	鍉针，长三寸半，针尖的粗细像小米一样。
④	锋针，长一寸六分，针尖有3条边，也就是三棱针，主要用于泻热出血，至今仍在使用。
⑤	铍针，长四寸，广二分半，形状就像一把剑，用于切开排脓，即现代外科使用的手术刀。
⑥	员利针，长一寸六分，形状类似牦牛尾，针身中间段微细，针头稍粗，针尖圆而锐利，可用于深刺留针，现代使用较少。
⑦	毫针，长三寸六分，针尖就像蚊虫的嘴巴一样那么细，刺入皮肤时几乎没有痛感，是临床最常用的针灸针种类。
⑧	长针，长七寸，因形似麦芒，也称为芒针，用于肌肉丰厚的部位，现代芒针的长度在 125 mm 以上。
⑨	大针，长四寸，针体较粗，针尖像折断后的竹子，用于关节积水，现也用于火针治疗。

> 这两种针使用的时候都不入皮肤，不会损伤肌肉，可用于按摩，员针相对较粗，用于按摩肌肉，鍉针较细，用于按取脉气，现发展为太极杵针。

另一个流传至今的发明是针灸铜人，由北宋时期的医官王惟一设计制作。一般为铜制的人像，小的可以拿在手里，大的和人一般高，铜人身上标记了经络的走向和腧穴的位置，方便教学。针灸铜人还用于医学生考试，将铜人制作成空心的，里面灌满水，将穴位所在的点打通后用蜡封住，考试时学生用针灸针刺入穴位，如果能顺利刺穿蜡，拔出后有水流出说明位置正确，刺不进去则说明位置有误。现代也有针灸人体模型，但一般用塑胶制作，可以用于教学和针刺练习。

灸，热而熨之

灸法的出现可追溯至火的使用，远古人类在自然界发现天火，并从最初的恐惧中慢慢发现火的作用：烤熟食物、取暖、驱赶野兽……从害怕火到学会使用火，并保留火种来人工取火。在这个过程中人们发现加热石头热敷、点燃树枝熏烤皮肤可以改善一些病痛，这就是灸法的雏形。《素问·异法方宜论》中提及灸法的发源地："北方者……藏寒生满病，其治宜灸焫。故灸焫者，亦从北方来。"

灸法所用的材料经历了数千年的筛选，《黄帝虾蟆经》中便有松、柏、竹、橘、榆、枳、桑、枣八木不适宜作灸的说法。而经过古人数代尝试，最终发现以艾叶熏烤持久且渗透力强，疗效最佳，燃烧时不会出现明火，不易烫伤皮肤，故现今灸法基本都用艾草，灸法也经常被称为"艾灸"。

灸法的材料虽趋于统一，但灸法的形式确很丰富。临床上常用艾条灸和艾炷灸。艾条灸，即直接将艾绒制成条状，用纸包裹，点燃一端即可直接使用，在艾条中加入不同药末可制成药艾条，譬如雷火针、太乙针，也可配合不同手法如回旋灸、雀啄灸、实按灸等。艾炷灸，需将艾绒根据需要搓制成大小不同的底面直径与高相等的圆锥体，最小仅有麦粒大小，可直接置于皮肤上施灸，也可配合附子饼、盐、姜片、蒜片等材料作隔物灸，所隔之物不同，疗效也不同。另有一种特殊的隔物灸为铺灸，江浙地区多做长蛇灸，也叫火龙灸，需沿着脊柱铺敷药粉和姜末或蒜泥，再铺上长蛇形的艾炷做灸法，可用于保健，也可用于治疗一些顽疾。除了艾叶之外，灯芯草、黄蜡、桃枝、硫黄、药线等材料也可用作灸法。现代还发明了TDP治疗器灸、激光灸、微波灸、冻灸等。

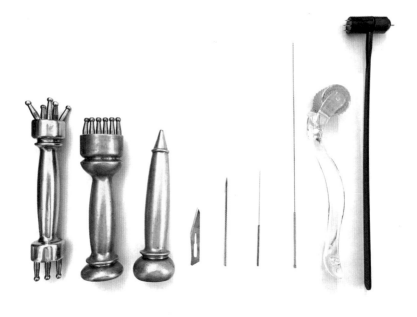

小 贴 士

针灸是"针法"和"灸法"的合称。

针灸治病的关键是要找准"经络"和"腧穴"。

针的前身是"砭石",它是用石头制成的。

灸法通常把"艾绒"点燃后熏烤皮肤来治疗疾病,因此我们一般称之为"艾灸"。

灸法的出现和"火"的发现关系密切。

水针疗法
——源自上海黄浦的伟大医学发明

针灸是由我国劳动人民发明创造的疾病诊疗方法，已有2 000多年的历史。2011年针灸被联合国列入世界非物质文化遗产名录。

古往今来的针灸大家灿若星河，针灸疗法种类繁多，针灸的工具五彩缤纷，形式多样、层出不穷，在中华文明的历史长河里留下了很多传奇故事，如扁鹊救治虢国太子尸厥、华佗治曹操头风病等。

今天和大家讲讲针灸疗法之一——水针疗法，这是一项源自我们上海黄浦的伟大发明。

水针疗法又称为穴位注射疗法，将药物注射到穴位里，把药物和穴位的作用相结合而起到治疗疾病的效果，因为两者的结合临床疗效大大提升，起到了1+1＞2的神奇功效。

那么它是怎么发明出来的呢，现代的医生怎么使用呢？让我们慢慢道来。

水针的发明人李培城先生（1925～2012），1945年毕业于上海新中国医学院。1985年后在香山中医医院针灸科工作，任针灸科主任、主任医师，同时历任卢湾区第1～3届中医师带徒班的教学工作。

20世纪50年代，在继承传统针灸的基础上，李培城先生创造性地将中医的经络学说与现代医学的药理机制结合起来，与西医师李德俊先生合作，结合临床实践，发明了水针疗法，为临床治疗找到一条新的途径，开创了针灸疗法的新领域。

经《解放日报》报道后，水针疗法先后在上海及全国各地推广应用。1960年李培城先生获全国劳动模范称号，赴人民大会堂参加全国文教卫群英会，受到周恩来总理等中央领导的亲切接见。

鉴于其突出的成就，李培城先生在1987年破格晋升主任医师，时任高职评委会主任的国医大师裘沛然先生的评语是："该论文既有中医理论，又有科学实验作为论证的依据，为全国推行水针疗法做出了良好的先导作用。"

李培城先生治学严谨，在医学的道路上艰苦跋涉。在研究水针疗法的过程中，需要不断的试验，李培城先生不愿把患者当做试验对象，又担心动物试验影响临床疗效的准确率，为了准确探求药物的有效浓度和反应，每试一种新药物时，总先注射在自己身上作观察，直到确认安全有效时，再在临床上应用。在临床实践的过程中，李培城先生刻苦钻研，夜以继日，起早摸黑地到各个图书馆去找参考资料，翻阅有关杂志、书籍。李培城先生在1956年撰写并发表了首篇关于水针疗法的论文，并在后来数十年如一日的临床研究中，完成了多篇论文，为水针疗法的发展做出了卓越的贡献，撰写了《水针组织胺皮内注射治疗慢性风湿病》《水针刺激量的补泻关系》《水针抗眩晕治疗缺血性中风》《水针的古为今用》等论文。

在2 000多年前，医圣张仲景在他的著作《伤寒杂病论》里就强调了针药并用的重要性，而如何将针药结合到临床以提高疗效，是后世医家穷尽毕生智慧苦苦钻研的方向。今天，包括香山中医医院的医生在内，我们已然在临床上广泛应用水针疗法，并受到广大患者的好评。水针疗法一直被认为是中西医结合的典范，针与药的完美结合。

不了解的朋友们可能对水针疗法还有些疑虑。下面一起回答。

1. 水针疗法和普通的针刺有什么不同？

水针疗法用的针是注射器，因为要注射药物，所以针管是空心

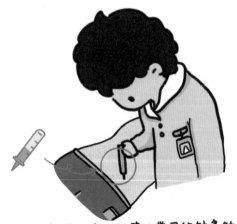

注射器的空心针管比常用的针灸针更粗

的，会比普通针灸针更粗一些。

2. 水针疼吗?

这也是大家很关心的问题，因为注射用针要比普通针灸针粗一些，刺激的强度会更大一些，针敢要更强。但是水针注射的针头会选用直径规格为 0.45 mm 的相对较细的针头，注射时的手法也很有讲究，在经验丰富的医生手里操作，基本上不会有痛感。

3. 水针治疗和肌内注射有什么不一样吗?

从注射部位看，水针治疗并不是扎在普通的肌肉组织上，而是在经络循行的节点上，我们称之为穴位。虽然关于经络和穴位的实质仍在学术研究中，但穴位的特异性已在临床上得到反复验证，同样的药物注射到穴位里要比在普通的肌肉组织里发挥出更大的效能。

4. 水针适用于治疗什么疾病?

重要脏器和血管内疾病是不适合用水针治疗的，如果表皮有破损也不适合。除此之外，内外妇儿等多科疾病都可以运用水针疗法。我们常见的水针适应证有：慢性支气管炎、哮喘、过敏性鼻炎、高血压、冠心病、中风病、胃肠功能紊乱、慢性肾炎、关节炎、颈椎病、腰椎间盘突出症等。

5. 水针治疗有什么不良反应吗?

可能的不良反应来自人体对药物的反应，临床上会选用效果良好的成熟药品，注射的剂量也小于常规静脉滴注或肌内注射的剂量，可以最大限度地减轻药物可能导致的不良反应。

6. 水针治疗会用到哪些药物?

临床应用最多的是肌内或静脉注射中常用的西药，除此之外，很多中成药制剂也已被开发出来，如天麻素、丹参酮等药物，还会用到自血疗法以治疗多种自身免疫病。

7. 水针治疗会比静脉点滴更有效吗?

水针疗法极有效地将穴位和药物的作用相结合，可发挥出$1+1 > 2$的神奇疗效。在临床上，水针疗法用的药物量少于静脉滴注或肌内注射的药量，可最大限度地降低不良反应发生的可能，同时降低了静脉滴注造成的心脏功能负担。大量的静脉补液是将药物直接注入静脉腔内，相当于直接增加了心脏的回心血量，故心脏不得不做更大的功来维持血液循环，这对心脏功能本就不好的慢性疾病患者来说是一个很大的隐患。因此，心脏科的专家都建议不必要不补液，可口服不注射。而口服药物存在吸收差、起效慢、胃肠负担重等缺点，故水针疗法是一个不错的选择。

针灸美容，驻颜有术

什么是针灸美容？

针灸美容是从中医学整体观出发，通过针灸方法刺激局部皮肤及穴位，起到美容养颜、延缓衰老、治疗面部皮肤病的目的。因其具有简便易行、绿色安全、见效显著、适应证广等特点，针灸美容越来越受到大众青睐。从中医角度来看，针灸美容能疏通经络、调和气血、平衡阴阳；从西医角度来看，它加速了人体的新陈代谢，促进微循环和血液循环，加快了代谢产物排出体外的速度。

针灸美容的原理是什么？

面部针灸能有效美容，其重要依据是《黄帝内经·素问》的"皮部理论"，"欲知皮部，以经脉为纪者，诸经皆然"。这句话的意思是，皮部是人体经脉及络脉在人体表面的分区，通常更侧重"面"的划分，观察不同部位皮肤色泽形态的变化，可以判断某些脏腑、经络的问题；同样也可以通过皮部来治疗内脏的病变等。在面部的筋膜、穴位或肌肉等利用不同深度和方向施针，通过大面积区域的轻、浅、微痛刺激，可以激发皮部-孙络-络脉-经脉通路，同时活化皮肤自愈功能，加速胶原蛋白增生及局部脂肪代谢分解，抑制过旺的皮脂腺分泌，减少脂栓形成，减少弹性纤维退化萎缩，收紧提升皮肤组织，从而起到由内而外、表里贯通、气血畅达的疗效，使失衡的功能状态趋于平衡，其理想效果可媲美激光及填充式的整形手术。

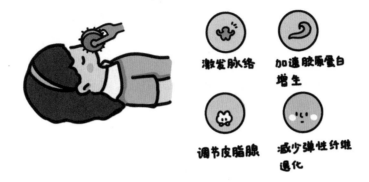

激发脉络　　加速胶原蛋白增生

调节皮脂腺　　减少弹性纤维退化

面部与内脏如何对应？

观察不同部位皮肤色泽形态的变化，可以判断某些脏腑、经络的问题；同样也可以通过皮部来治疗内脏的病变等。中医认为，面部与内脏存在一定的对应联系，人体的健康状况在颜面的反应，可以直观地表现在脸部的皱褶、色泽上，如额属心，鼻属脾，颏属肾，左颊属肝，右颊属肺。

美容针疼不疼？

临床上进行面部美容一般会使用微针或滚针，直径在0.16～0.25 mm之间，主要针对的是表皮层和最外侧的角质层，创伤和刺激量极小；最粗的头发丝的直径一般在0.12 mm左右，所以美容针灸的疼痛程度非常轻微，基本可耐受。

针灸美容有哪些适应证和禁忌证？

针灸美容的临床适应证包括：黄褐斑、雀斑、痤疮、黑眼圈、眼睑水肿（眼袋）、脱发、面瘫、早衰、荨麻疹、日光性皮炎、过敏性皮炎、神经性皮炎等，还能用于修复浅表瘢痕、减少皱纹（法令纹、川字纹、额纹等）、缩小闭口和毛孔、瘦脸、祛除双下巴、改善肤色、提升面部等。

若出现以下几点，则不宜进行针灸美容。

①	饥饿、疲劳、精神过度紧张时，禁针；
②	孕妇禁针；
③	皮肤感染、溃疡、严重过敏、瘢痕或肿瘤，禁针；
④	自发性出血或损伤后出血不止者禁针。

针灸美容后需要注意什么？

对于初次尝试针灸美容的患者，应对其进行简单科普，消除其紧张情绪；采取较为舒适的仰卧体位，防止或减少晕针的发生，以发挥更好的效果。我们还可以根据个人体质情况，配合相应的体针、头针、耳针和艾灸等综合治疗来调节五脏六腑功能，以内养外。

针灸美容后应注意以下几点。

（1）	针灸治疗后应避免搓、抠、抓、挠局部皮肤，并注意不要在户外暴晒等。
（2）	虽然针灸美容更新了皮肤细胞的生长周期，但人体自然衰老是必然进程，所以只能延缓衰老的速度。

（3） 针灸后可能会出现轻微的瘙痒、红肿、瘀青等，均为正常现象，冰敷后可缓解；轻微的皮肤干燥、脱皮脱屑是细胞修复再生的表现，可以外敷面膜以及时保湿补水。

（4） 针灸美容，主要是通过调理气血、调和脏腑，由内而外调整皮肤状态，但具体治疗效果还需因人而异，应抱有合理期待。

小 贴 士

面部针灸能有效美容，其重要依据是《黄帝内经·素问》的"皮部理论"。

临床上进行面部美容一般会使用微针或滚针，直径在0.16～0.25 mm之间。

针灸后可能会出现轻微的瘙痒、红肿、瘀青、皮肤干燥、脱皮脱屑等，均为正常现象。

中医典籍的养颜论述

1.马王堆出土的汉墓帛书《五十二病方》最早记载了灸法治疗疣疾，开创了古代针灸美容的先河。晋代名医皇甫谧在《针灸甲乙经》中记载，针刺下廉穴，可治疗颜面不华；针刺曲池穴，可用于颜面干燥等。宋代王执中在《针灸资生经》中还录有针灸驻颜抗衰的神奇功效："有人年老而颜如童子者，盖每岁以鼠粪灸脐中一壮故也。"

2.《黄帝内经》说："有诸形于内，必形于外。""十二经脉，三百六十五络，其血气皆上于面而走空窍，……其气之津液，皆上熏于面……"体内的健康状态必然会在体表有相应的征象显露。中医认为，人是一个有机的整体，面部是人身各部气血汇聚之所，是全身脏腑、肢节、经络的反映中心，外部容貌与脏腑、经络、气血密切相关。只有脏腑功能正常、气血旺盛，才能青春常驻。

临床知识

糖尿病足知多少

得了口腔溃疡别大意!

给牙齿穿的保护衣——窝沟封闭

膝关节疼痛怎么办?

眩晕症：6 是 6，9 是 9，69 不掉头

……

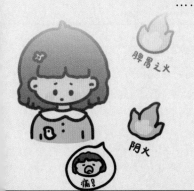

带状疱疹为何物？

2月初的某一天，门诊来了2位花甲老人，他们互相搀扶着进了诊室，还未坐定，老太便带着哭腔说道："医生，本来还没过元宵节，算还在年里头，我是不愿意来医院的，但是昨天晚上我实在痛得吃不消了，晚上觉也睡不着，只能过来了，你帮我看看是不是得了啥坏毛病了？"说着撩起了厚厚的毛衣，医生一看，老太右侧腹部上成簇的小疱疹融合成片，皮肤大片潮红，便问："后面腰背上还有伐？"

老太说："后面好像皮肤上没有疱疱，但是也碰不上去，火辣辣地疼。晚上睡觉的时候还一抽一抽的，像过电一样的，这2天越来越厉害了。"

医生问："你这几天人疲惫伐啦？过年出去旅游了很累的？另外，还有什么不舒服伐，比如发热、头痛？"

她老伴忙不迭地在旁边解释道："去年12月底、今年1月份，家里老老小小都变成'杨过'嘞，过年假期难得大家都在上海串串门、拜拜年，她忙里忙外，张罗一大家子的菜，想给大家好好补补；又把房子里里外外统统打扫、消毒一遍，我腿脚不方便，也帮不上她的忙，确实是把她累得不轻！她这2天胃口也不大好，人也没力气！"

医生说："你这个发出来的是带状疱疹哦！可能以前就感染到病毒了，但是它潜伏在身体里没有发作；这次'杨过'之后再加上那么劳累，人的抵抗力下降了，病毒也复苏了，就感染出来嘞！"

老太说："啊？！带状疱疹啊？我听说过的，'缠腰龙'呀！是不是腰上缠了一圈人就要死掉的啊！？还好我刚发出来就来了！"

医生说："你先不要自己吓自己哦，这个疱疱缠一圈么倒不大会的，这个疱疹主要是沿着单侧一边的神经支配的区域，比如在你身上就发右边躯体，现在腹部已经有蛮大一片了，你不是觉得后腰部皮肤也刺痛灼热的嘛，可能这几天也要发疱疱出来的！"

老太说："哦哟，那怎么办啊？会不会有后遗症啊？我有一个老同事就是的呀，跟我说3年了还是痛，没完没了的！"

医生说："所以我们要尽快治疗呀，你刚发了3天，在72小时里面开始抗病毒治疗是最有效的，我们要足量地、足疗程地用药，尽量在1个月里面解决它。另外，你不要再那么操劳了哦！要注意多休息。"

她老伴问："这个会传染给其他人伐？"

医生说："家里有没有同住的小朋友还没打过水痘疫苗啊？这个带状疱疹和水痘是同一个病毒哦，如果小朋友还没出过水痘或者没打过水痘疫苗的，要做好家庭内隔离哦！"

老太说："哦那还好，他们不和我们同住的，那我叫他们这个礼拜不要回来吃饭了，我要罢工几天了不'买汏烧'（买菜、洗菜、烧菜）了！"

于是医生先给她配了10天的用药，并嘱她抗病毒药吃完了要及时复诊，后续继续针对性调整用药。

什么是"带状疱疹"？

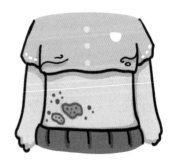

带状疱疹（herpeszoster，HZ）是皮肤科门诊的常见病，俗称"缠腰火丹""蛇串疮""缠腰龙"，是由

水痘-带状疱疹病毒（VZV）感染引起的急性疱疹性皮肤病。人是此病毒的唯一宿主，可通过呼吸道或者接触分泌物传染。儿童初次感染可发生"水痘"，成人感染病毒后可呈隐性感染状态，病毒可长期潜伏在脊柱或颅神经节内，当机体免疫力下降或受到外界刺激（如感冒发热、创伤、长期疲劳、过度锻炼、恶性肿瘤）时，病毒被激活，沿感觉神经轴索下行到达该神经所支配区域的皮肤产生强烈的炎症性反应，如红斑、疼痛、簇集水疱甚至皮肤坏死。根据神经分布的特点，疱疹一般不会超过中线。只有当免疫力极度低下（如HIV感染）时，会发生泛发型带状疱疹。

带状疱疹的具体表现

带状疱疹最初的表现是一侧头面部、胸部、背部、胁肋部、腰腹部、臀部及下肢产生疼痛，或为瘙痒或感觉过敏，之后几天感觉异常的部位皮肤上会产生红斑、丘疹、水疱，甚至血疱或溃疡坏死。所以在疾病前驱期，皮肤尚未出现红斑、水疱时，极易误诊为其他科室的疾病，例如三叉神经痛、偏头痛、腰腿痛等。

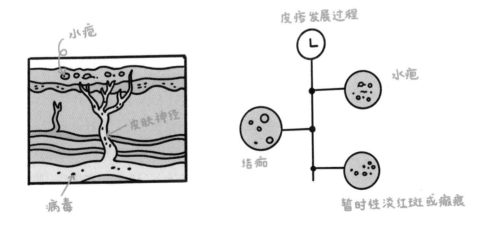

带状疱疹的治疗

带状疱疹的治疗原则是抗病毒、止痛、缩短病程、防止感染和并发症。常规的治疗方法是以阿昔洛韦、伐昔洛韦等抗病毒，甲钴胺营养神经，同时以胸腺肽等调节免疫，并辅以止痛、止痒等对症治疗。从感觉异常、发生疱疹、疼痛剧烈、疱疹结痂到脱痂愈合、疼痛缓解，整个病程将持续3～4周左右，老年人病程相对更长一些。

带状疱疹若治疗不及时很容易引起严重的并发症，如眼部带状疱疹并发疱疹性角膜炎，上行播散脑神经会引发病毒性脑炎和脑膜炎；耳带状疱疹会表现为面瘫、耳聋、外耳道疱疹三联征（Ramsay hunt综合征）；甚至部分患者在皮损愈合后仍会感觉疼痛，急性带状疱疹临床治愈后持续疼痛超过1个月者可被确诊为带状疱疹后遗神经痛（PHN），可迁延多年难愈，给患者带来身心痛苦。

中医辨证论证带状疱疹

《医宗金鉴·外科心法要诀》中载有"缠腰火丹"，"此证俗名蛇串疮，有干湿不同，红黄之异，皆如累累珠形。干者色红赤，形如云片，上起风粟，作痒发热，此属肝心二经风火，治宜龙胆泻肝汤。湿者色黄白，水疱大小不等，作烂流水，较干者多疼，此属脾肺二经湿热，治宜除湿胃苓汤；若腰肋生之，系肝火妄动，宜用柴胡清肝汤治之"。中医认为本病多因情志不遂，饮食失调，以致脾失健运，湿浊内停，郁而化热，湿热搏结，兼感毒邪而发病。临床上可分为肝胆实热型、脾湿肺热型及气滞血瘀型。

（1）肝胆实热型：局部皮损鲜红，水肿，疱壁紧张，灼热刺痛。自觉口苦咽干，口渴，烦躁易怒，食欲不佳，大便干或不爽，小便短赤，舌质红，苔薄黄或黄厚，脉弦滑微数。

（2）脾湿肺热型：局部皮损颜色较淡，水疱多，疱壁松弛，疼痛略轻，口不渴或渴不欲饮，不思饮食，食后腹胀，大便黏而不爽，小便色黄，舌质淡红体胖，苔白厚或白腻，脉沉缓或滑。

（3）气滞血瘀型：皮疹消退后局部仍疼痛不止，舌质暗，苔白，脉弦细。

中西医治疗带状疱疹的方法不尽相同，但是目前公认是尽早联合治疗效果更好，可使用西药加中药，同时辅以LED红蓝光、围刺电针、火针拔罐等，以防治带状疱疹后遗症。

糖尿病足知多少

王阿姨有 10 年以上的糖尿病病史，最近 1 年来，尤其到了冬天，她总是自觉脚冷得厉害而且走路有点麻麻的感觉，走一段路就要歇很久。俗话说"寒从脚下起"，她听邻居说泡脚对身体很有好处，就自己网购了一套号称通络活血的药物，打算每天泡一泡脚。谁知还不到 1 周就出问题了，不知道是水太烫还是自己泡脚时间太长，王阿姨发现自己被烫伤了。按照以往的经验，用红霉素软膏涂抹几次就能好，但奇怪的是，这次涂了 1 周也不见好转，伤口仍然红红的，还有少量渗出液。不得已她只能去了医院，经过治疗将近 1 个月才好。

糖尿病在我国有巨大的患者基数，糖尿病足是糖尿病患者因糖尿病而导致的下肢远端神经或者血管病变，有时伴有深层感染。糖尿病足是糖尿病患者最常见而且严重的慢性并发症之一，也是糖尿病患者截肢的主要原因。国外资料显示在所有非外伤性的截肢手术中，糖尿病患者占 40%～60%，其中 85% 发生在足部溃疡之后。若有糖尿病联合周围动脉和血管的病变，那么发生足溃疡的风险是其他糖尿病患者的 10 倍，截肢的风险也更高。糖尿病足治疗困难，花费巨大，致残率、致死率高，极大地降低了患者的生活质量。"上工治未病"，因此，有必要更好地对糖尿病足进行认识，以便及早诊治。

糖尿病足有哪些发病特征？

（1）神经病变表现：患肢皮肤干而无汗，肢端刺痛、灼热、麻木，感觉减退，呈袜套样改变，行走时有踩棉花的感觉。

神经系统的检查可通过简单的踝反射、痛觉、温度觉检查来实现。严重时可至医院完成神经传导速度（NCV）的检查。

（2）下肢缺血表现：皮温下降，肌肉萎缩，皮肤干燥弹性差，色素沉着。肢端动脉搏动减弱或消失，可合并间歇性跛行症状，有静息痛。有胼胝体形成。

血管病变简单的自我体检：① 可通过触诊，扪及股动脉、腘动脉、足背动脉或胫后动脉的搏动来了解下肢缺血情况。② 皮肤温度的检查：可通过温度差来判断肢体血供。严重时可至医院做踝动脉-肱动脉血压比值测定、经皮氧分压、血管造影等检查，对治疗方案的选择有重要作用。

我国糖尿病足患者单纯神经病变较少，多数为混合型及血管缺血型。如果血流得到改善，神经病变也可得到部分缓解。当神经病变及血管病变进一步加重后，极小的外伤或者自身免疫力下降，都有可能导致足部皮肤破溃、溃疡、感染，甚至坏疽。

糖尿病足伴随的其他疾病主要有：外周动脉疾病、周围神经病变、夏科氏足、视网膜病变、慢性肾脏疾病、终末期肾脏疾病、心脑血管疾病、低蛋白血症、高血压病和高脂血病。其中，最大的不良预后影响因素是动脉粥样硬化性血管病变。与没有糖尿病足病史的糖尿病患者相比，糖尿病足患者因合并心脑血管疾病导致死亡和患致命性心脑血管病的风险增加22%～80%，而纠正营养不

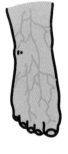
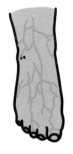

正常　　　　　　糖尿病足

如果血流得到改善，
神经病变也可得到部分缓解.

良状态（主要包括低蛋白血症和贫血）有利于促进伤口愈合。

糖尿病足重在预防

预防足溃疡的发生不仅可以减轻患者的负担，而且可以降低医疗成本，所以糖尿病足的预防重于治疗。

糖尿病足的防治措施如下。

（1）控制血糖：控制血糖，同时尽量减少低血糖的发生以降低足溃疡和感染的发生率，继而降低患者的截肢风险。建议家庭自备血糖仪，合理控制饮食。

（2）适当运动：对于皮肤完整的糖足患者，运动锻炼能改善间歇性跛行患者的步行距离及行走时间，是一种安全有效的治疗方式。具体方法为每天行小腿及足部运动30～60分钟，如甩腿、提踵、踝泵、下蹲运动。中国传统运动方法如八段锦、太极拳等也是糖尿病患者适宜的运动方式。运动前后要加强血糖的监测，以免发生低血糖。

（3）戒烟酒：俗话说"要烟不要腿，要腿不要烟"，长期抽烟会导致动脉硬化加重，溃疡风险性增大；嗜酒的患者发生神经性溃疡的概率更高。

（4）注意足部护理：穿合适的鞋袜，注意足部的清洁保暖，注意自我检查。

中医辨证论治，远离糖尿病足

糖尿病足属中医"脱疽""消渴脱疽"范畴，主要分成3种证型，分别为气阴两虚型、气虚血瘀型和湿热雍盛型，涵盖了糖尿病足不同阶段的临床特征。

（1）气阴两虚型：表现为神疲乏力、气短、自汗，不耐走路，肢体沉重麻木、酸胀，时有疼痛，破溃后创面浅表、苍白、少量渗出，舌暗淡、脉细弱，多见于神经性溃疡。

（2）气虚血瘀型：表现为神疲乏力、自汗、气短懒言、肢体发沉、麻木、色紫暗、皮肤干燥，溃疡创面久而不愈，渗液清稀，舌淡有瘀斑、苔薄、脉弦细弱，缺血型溃疡照此治疗。

（3）湿热雍盛型：表现为患肢肿胀或疼痛，患者面红、口渴，足趾青紫，溃疡面红肿，局部分泌物较多且黏稠，舌胖质红、苔黄、脉细数，以感染为主。

可分别参考以上3种进行治疗，并根据寒热虚实等进一步完善治疗方案。

泡脚是中医外用药和外治法中的一种，用于治疗糖尿病足有悠久的历史和明确的疗效。中药外敷的操作流程是：温度控制在37℃以下，患者将双足放入足浴器内泡洗中药煎出液，需浸泡至踝关节上约10 cm，浸泡时间宜15分钟左右。足浴后用干毛巾擦干脚并包裹双足，沐足时间不宜过久。在常规基础治疗及清创后，使用中药外敷也可改善糖尿病足溃疡面积、皮肤颜色，缓解肿胀、麻木、疼痛等症状。

中药外治法将"祛腐生肌、煨脓长肉"作为其重要的指导治疗原则，局部处理时要根据糖尿病足的不同类型，选择不同的清创时机和方法，包括切开引流法、清创法、中药外敷、垫棉法。此外，还有穴位按摩、中药贴敷及穴位艾灸等。

预防糖尿病足小贴士

每天对自己的腿部进行如下检查。

（1）每日观察，用一面小镜子检查足部，查找有无小的损伤、真菌感染、颜色改变。

（2）低于37℃温水洗脚，仔细擦干脚，尤其是趾间。

（3）　避免皮肤干燥，可涂抹油等物质。

（4）　直接横断趾甲。

（5）　买鞋前提前准确测量脚的尺寸，最好定做，避免赤脚走路、长期穿新鞋等。

（6）　每日查看鞋内有无粗糙点或异物。

（7）　确保每次看医生时足部都得到检查。

（8）　就诊时及时获取关于足部问题的禁忌及保护措施。

得了便秘，我该怎么办？

患者："医生医生，我最近便秘得厉害！你快帮帮我呀！"

医生："不要着急，不要着急！遇到便秘不要怕，先来看看是'真便秘'还是'假便秘'！"

也许你是"假便秘"！

便秘是指排便频率减少，1周内大便次数少于3次，或者2～3天才大便1次，粪便量少且干结，通常有排便困难、排便不尽感。但是如果你一直是2～3天才大便1次，且大便性状正常，不伴有排便困难和排便不尽感，这种情况不应认为是便秘。

"真便秘"分为急性便秘、慢性便秘：

急性便秘是指便秘者按原有的规律习惯排便，但短时间内忽然发生便秘。

慢性便秘也叫功能性便秘，是指持续了至少6个月以上，同时排除为其他器官或组织疾病所致的便秘。

患者："哦呦医生，照你这么说的，我是'慢性便秘'呀！前前后后已经有快 1 年了，乱七八糟方法我都去试了试，保健品和药也吃过很多种，但是效果都不太好啊，不是一停药就又回去老样子了，就是一吃就拉得不行啊，我到底该怎么办？"

医生："慢性便秘时间久了，不是那么快就可以恢复得过来的，要从生活的方方面面着手来改善。我来具体跟你聊聊到底该怎么办！"

慢性便秘的改善方法

首先，使用蹲便。蹲便比坐便更利于排便。采取蹲便的姿势，肛门周围肌肉会更放松，可以缓解大便梗阻的现象，而且下蹲的姿势可以使腹压增大，有助于顺畅排便。然而家中卫生间常见的是坐便，那么，我们可以在脚下垫一个小凳，坐在马桶上挺直后背，身体前倾，双肘靠膝。

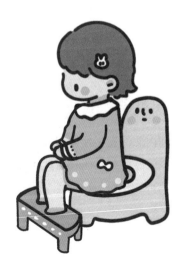

其次，要养成排便生物钟。定时排便是一种行为干预，开始不一定能拉出来，但每天练习，几个月之后就会养成按生物钟排便的习惯。

第三，要进行饮食及运动调整。多喝水！大肠主要是靠膳食纤维吸水来填充体积的，所以膳食纤维要吃够，比如粗粮、蔬菜和水果，增加高纤维食物的摄入。食物过于精细是多数人便秘的原因，加上喝水少而大便干燥，粪便少而肠蠕动慢，直接导致大便干结。针对此类情况，可适当增加合理运动，尝试低强度运动，如每天走一小段路，后续逐渐增加步行时间，直到步行至少20 ～ 30分钟。

第四，调畅情志。精神抑郁或过分激动，会使人体条件反射发生障碍，从而产生便秘。相当一部分功能性便秘患者发病前曾有心理障碍，建议此类人群找1个合适的方法放松心情，不忍便，保证充足的睡眠。

最后，如果通过上述方法调整，便秘没有明显改善，依然顽固，那么就需要采用药物治疗。需要注意的是，若经生活调理便秘仍没有改善，最好先去医院进行相关检查，比如肠镜，排除器质性病变之后，再考虑行药物治疗。

便秘的药物治疗

患者："医生你说的这些我都记下来了！我回去就去照做，好好改改自己的不良习惯，但是我现在情况还是蛮严重的，家里的药也用得差不多了，你说的肠镜我已经去做过了！结果挺好的，没有什么大问题。你看我适合再用点什么药哇啦？还有哦，前阵子我国外的亲戚给我从国外带来一个什么'小红丸'，我好吃哇啦？"

医生："你肠镜既然已经做过没问题了，那么可以放心一点，接下来我们慢慢调整，便秘问题会有改善的！"

临床上能够治疗便秘的药物有很多种类，接下来列举一些常见类型。

（1）溶积性泻药：又称膨胀性泻药，包括植物纤维素、甲基纤维素等，口服后不被肠道吸收，在肠内吸收水分，增加肠内容积，保持粪便湿润，促进肠道蠕动，进而利于排便。常用药有小麦纤维素颗粒、聚卡波非钙片、葡甘聚糖胶囊等。

（2）渗透性泻药：口服后在肠道很少吸收，在肠内形成高渗盐溶液，增加肠内容积而促进肠道推进性蠕动，产生导泻作用。常用药有乳果糖、硫酸镁、聚乙二醇等。

（3）润滑性泻药：通过局部润滑并软化粪便而发挥导泻作用。适用于粪便干结、粪便嵌塞患者。常用药有石蜡油、开塞露、甘油等。

（4）软化性泻药：此类药物为一些具有软便作用的表面活性剂，可降低粪便表面张力，使水分浸入粪便，使之膨胀、软化，利于排出。常用药有多库酯钠片等。

（5）刺激性泻药：又称接触性泻药，药物或代谢产物通过刺激结肠神经末梢，引起结肠反射性蠕动增强而导致排便，同时可抑制结肠内水分的吸收，增大肠内容积，引起反射性排便。常用药有比沙可啶、蒽醌类（大黄、番泻叶）等，风靡一时的"小红丸"其实也含有此类成分。

（6）促动力药：作用于肠神经末梢，刺激肠道兴奋，加强肠蠕动反射，促进排便。适用于慢性传输型便秘，可提高肠道动力和推动作用。常用药有普卢卡必利、西沙必利等。

（7）微生态制剂：微生态制剂通过增加肠道有益菌数量，竞争抑制肠道致病微生物，发挥生物拮抗作用，以恢复生理平衡，调节肠道功能。常用药有双歧杆菌三联活菌散、复合乳酸菌等。

医生："上面说的这些药，其实都可以用来治疗慢性便秘，但是要注意，泻药一定不能乱用！很多慢性便秘的患者其实刚开始便秘并不严重，却长期滥用泻药，尤其是刺激性泻药，导致人体产生依赖，便秘症状逐渐加重，甚至出现结肠黑变病。你亲戚带给你的'小红丸'也含有刺激性泻药成分哦，只能应急用用，可不要常用！"

患者："听您这么一分析我就明白了，我一定遵医嘱不乱用药，我要回去告诉我亲戚也不要乱吃药！"

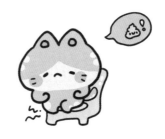

 不能长期代茶饮

 OTC中成药需遵
医嘱规范使用

什么样的便秘需要警惕?

（1）以前从来不便秘，最近开始便秘。

（2）以前便秘，最近没有明确原因，便秘明显加重。

（3）排出的大便带血、有黏液，或大便明显变细，上面有沟槽等。

（4）总觉得排便排不干净，这种情况叫直肠刺激症状，有可能是直肠有炎症甚至肿瘤。

（5）伴有腹胀、腹痛、恶心、呕吐。

（6）便秘经过饮食、运动等调节没有改善，服药效果也不好。

（7）近期明显消瘦，甚至出现贫血症状，如脸色苍白、头晕、眼花。

如果出现上述情况，建议大家及时就医并行进一步检查，比如肠镜等，来排除器质性病变。

老年人便秘怎么办?

某天,一位老年女性患者来到门诊,向医生求助:她年轻时就有便秘,主要表现为便干,排出费力,大便2~3日一行,偶尔需要使用开塞露辅助通便。随着年岁增加,病情逐渐加重,已经到了不用药物完全不能排便的地步,对她的日常生活造成了很多痛苦与不便。

便秘是指一种(组)临床症状,表现为排便困难和(或)排便次数减少、粪便干硬。排便困难包括排便费力、排出困难、肛门直肠堵塞感、排便不尽感、排便费时以及需手法辅助排便。排便次数减少指每周排便<3次。

多项以社区为基础的大规模流行病学调查研究结果显示,我国成人便秘患病率为7.0%~20.3%,且随着年龄的增长,便秘患病率有所升高。我国老年人患病率为15%~20%,84岁及以上可达20.0%~37.3%,在接受长期照护的老年人中甚至高达80%。

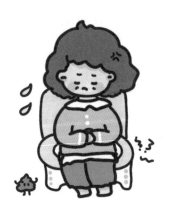

老年人便秘有哪些原因呢?

老年人慢性便秘由多种因素引起,主要分为原发性和继发性2种。原发性便秘由结直肠和肛门功能性疾病引起,继发性便秘由器质性疾病或药物引起。

1. 慢性功能性便秘

此类便秘是老年人最常见的便秘类型,根据患者的肠道动力和直肠肛门功能改变的特点可分为4个亚型。

（1）　慢传输型便秘:主要表现为排便次数减少、粪便干硬、排便费力。

（2）　排便障碍型便秘:主要表现为排便费力,排便不尽感,排便时肛门直肠堵塞感,排便费时,甚至需要手法辅助排便等。

（3）　混合型便秘:患者同时存在结肠传输延缓和肛门直肠排便障碍的证据。

（4）　正常传输型便秘:多见于便秘型肠易激综合征,腹痛、腹部不适与便秘相关,排便后症状可缓解,老年人较少见。

2. 器质性疾病相关性便秘

导致老年人慢性便秘的常见器质性疾病包括以下6种。

①　肠道疾病;

②　神经系统疾病;

③　肌肉疾病;

④　电解质紊乱;

⑤　内分泌和代谢疾病;

⑥　心脏疾病。

3. 药物相关性便秘

老年人常用的可引起或加重便秘的药物有阿片类镇痛药、三环类抗抑郁药、抗胆碱能药物、抗组胺药、抗震颤麻痹药、神经阻滞剂、非甾体抗炎药、含碳酸钙或氢氧化铝的抗酸剂、铋剂、铁剂、钙拮抗剂、利尿剂及某些抗菌药物等。

便秘严重影响老年人的生活质量及身心健康。那为什么便秘总是"盯"着老年人不放呢？有以下几个因素。

（1）	饮水饮食：老年人口渴感觉功能下降，即便体内缺水也不一定会感到口渴。每天总液体量（包括食物内的水分）摄入少于 1.5 L 时，肠道内水分减少，可以造成粪便干结及粪便量减少从而引起便秘。老年人牙齿松动脱落，咀嚼功能减退，饮食往往过于精细，纤维素摄入不足（ < 25 g/d ），使粪便黏滞度增加，在肠内运动减慢，水分过度吸收而致便秘。
（2）	排便习惯：有些老年人没有养成定时排便的习惯，常常忽视便意，致使排便反射受到抑制而引起便秘。
（3）	活动量：坐轮椅、卧病在床、躯体移动障碍的老年患者，由于长期缺乏运动，肠道蠕动功能减退，粪便在肠道内滞留时间过长，过多的水分被吸收，结果导致大便干结，诱发和加重便秘。运动减少导致腹肌萎缩、肌力降低，屏气乏力，也不利于排便。
（4）	精神心理因素：老年人常同时面临多病、丧偶或独居等问题，焦虑、抑郁等心理因素以及不良生活事件对老年人的生活质量造成了较大的负面影响。精神心理因素通过对副交感神经的抑制，钝化排便反射，诱发或加重便秘。

老年人便秘会带来什么并发症及危害呢？

便秘不仅会加重心脑血管疾病，还会出现"粪石性"肠梗阻、肠壁溃疡、肠穿孔，诱发憩室病和憩室炎，诱发或加重痔疮、直肠脱垂，增加结肠癌风险，诱发或加重腹壁疝，诱发结肠黑变病，诱发缺血性结肠炎，诱发精神心理障碍，增加尿潴留及尿道感染风险等。

便秘有这么大的危害，那我们要怎么面对并处理呢？主要处理方式有以下几种。

1. 非药物治疗

（1）培养良好的排便习惯：利用生理规律建立排便条件反射，每天定时排便。建议老年患者在晨起或餐后 2 小时内尝试排便。同时，要营造安静、舒适的环境及选择坐式便器。

（2）合理运动：老年患者需参加力所能及的运动，如散步、走路或每日用双手按摩腹部肌肉数次，以增强胃肠蠕动能力。长期卧床患者应勤翻身，并环形按摩腹部或热敷腹部。

（3）合理饮食：老年人应有① 足够的膳食纤维摄入（ ≥ 25 g/d），膳食纤维包括可溶性膳食纤维和不溶性膳食纤维，含可溶性纤维比例较高的食物细滑、口感较好，还可以作为肠道菌群的底物，具有益生元性质，对老年人尤为合适；② 足够的水分摄入，老年人应养成定时和主动饮水的习惯，不要在感到口渴时才饮水，每天的饮水量以 1 500 ～ 1 700 mL 为宜，每次 50 ～ 100 mL，推荐饮用温开水或淡茶水。鲜、嫩的蔬菜瓜果富含可溶性纤维、维生素和水分，应成为慢性便秘老年人膳食的重要组成部分。

2. 药物治疗

包括容积性泻药、渗透性泻药、刺激性泻药、润滑性药物、促动力药、促分泌药、微生态制剂等，需要在患者调整生活方式调的基础上，结合自身基础病情，通过临床医生指导合理用药。

3. 精神心理治疗

加强心理疏导，使患者充分认识到便秘是可防可治的，良好的心理状态、睡眠及饮食习惯有助于缓解便秘，有明显心理障碍、存在严重精神心理异常的患者应至精神心理科接受专科治疗。

4. 生物反馈治疗

生物反馈治疗通过反复训练患者排便时腹肌、盆底肌和肛门括约肌的适时舒张和收缩，消除两者在排便过程中的矛盾运动，促进排便，尤其适用于排便障碍型便秘（功能性出口梗阻型便秘），可持续改善患者的便秘症状、心理状况和生活质量，是该型便秘的一线治疗措施。生物反馈治疗成功与否的关键在于患者对治疗要领的掌握是否到位，因此不适用于有认知障碍的老年患者。

5. 手术治疗

手术治疗主要用于经规范的非手术治疗无效的顽固性重度便秘患者。

中医是怎么看便秘的呢?

中医认为便秘是指由于大肠传导功能失常，排便周期延长；或周期不长，但粪质干结难解；或粪质不硬，虽有便意，而排出不畅的病证。临床常伴腹痛，腹胀，嗳气，食欲减退等症状。与脾、胃、肝、肺、肾等脏腑功能失调息息相关，可分为热秘、气秘、虚秘、冷秘4类。虚秘又分为气虚、血虚、阴虚3种类型。

（1）	气虚便秘：特点为大便不干燥，有便意，但是排便困难，用力努挣则汗出短气，便后乏力，面白神疲，肢倦懒言，舌淡、苔白，脉弱。治宜益气润肠、通便活血。方用补中益气汤或黄芪汤加减。常用中成药为补中益气丸。
（2）	血虚便秘：特点为大便干结，面色无华，头晕目眩，心悸健忘，唇舌色淡，脉细涩。治宜养血润燥通便。方用润肠丸加减。常用中成药为润肠丸。
（3）	阴虚便秘：特点为大便干结如羊屎状，艰涩难行，潮热盗汗，五心烦热，舌红、少苔，脉细数，或伴有心悸、颧红、失眠、眩晕、腰膝酸软。治宜滋阴润肠、滋阴补液、增液行舟。方用增液汤加减。常用中成药为五仁丸、六味地黄丸。

（4）冷秘：特点为排便艰涩，小便清长，面色白，四肢不温，喜温恶寒，腹冷或痛，腰背酸冷，舌淡或胖，脉沉细或迟。治宜温里散寒、通便止痛。方用济川煎加减。常用中成药为苁蓉通便口服液。

（5）气秘：特点为排便困难，大便干结或不干结，欲便不得，排出不畅，嗳气频作，每于情绪不好时便秘加重，便后汗出气短，脘腹痞闷、胀痛，舌苔薄腻，脉弦。治宜顺气行滞、调理肝脾、通便导滞。方用六磨汤。常用中成药为四磨汤口服液、木香顺气丸、沉香化滞丸。

（6）热秘：特点为大便干结，小便短赤，面红心烦，或有身热，口干口臭，腹部胀满，按之作痛，舌红、苔黄或黄燥，脉滑数。治宜泄热导滞、润肠通便、益气养阴。方用"承气汤"类方（即大承气汤、小承气汤、调胃承气汤、增液承气汤等）加减。常用中成药为麻仁丸（软胶囊）、舒秘胶囊、一清胶囊、黄连上清丸等。

屁股上的"痘痘"，别大意!

时常有患者来门诊问："医生，我屁股上长了颗痘痘，肿痛得厉害，还会流脓血，是不是痔疮发作有炎症了？"医生："这可能是肛瘘。"患者："啊？！肛漏，我大便正常，没失禁啊？"

什么是肛瘘？

肛瘘，中医称之为"肛漏"，是肛肠科的常见病、多发病。80% ～ 90%的肛瘘是由于肛门的隐窝腺原发性或继发性感染形成肛门直肠周围间隙脓肿，在脓肿破溃或切开引流后所遗留的瘘管或慢性感染性病灶。少部分肛瘘患者无明显的肛门直肠周围脓肿过程，可能是由特殊原因引起的肛瘘，如克罗恩病、特殊感染、创伤、恶性肿瘤等。

肛瘘在20 ～ 40岁年龄段相对高发，男性发病率高于女性。多数肛瘘手术治疗效果较好，但由于其病理变化的复杂多样性，部分患者的临床疗效并不乐观，甚至可能出现严重的手术并发症，包括肛瘘迁延不愈或出现不同程度的排粪失禁等，明显影响患者生活质量。依据肛瘘治疗的困难程度，可将肛瘘分为单纯性和复杂性肛瘘。相对于单纯性肛瘘，复杂性肛瘘治疗困难，容易造成副损伤，遗留肛门节制功能障碍，且复发率高。

磨刀不误砍柴工，做好检查再治疗

多数肛瘘手术治疗效果较好，但部分患者愈后不佳，可归咎为术前评估不准确、手术方式选择不当或患者病情特殊等。《肛瘘诊治中国专家共识（2020 版）》建议：在治疗前对肛瘘进行综合评估，包括详细了解病史和症状，并进行体检。依据患者肛周脓肿自行破溃、切开引流或愈合后反复破溃病史，并结合破口与肛门之间皮下触及硬条索、肛门括约肌纤维化等体征，对多数肛瘘可以做出明确诊断。对少部分没有明确肛周脓肿病史的患者，要注意了解其有无合并炎性肠病、糖尿病、结核、获得性免疫缺陷综合征或肛门直肠恶性肿瘤等，以综合分析是否为特殊类型的肛瘘。

在诊断不明确或需要判断瘘管与肛门括约肌关系时，特别是对复杂性肛瘘者，建议采用CT、超声、MRI 或瘘管造影等检查，以明确瘘管走向及其与括约肌的关系、有无残余脓腔及内口位置等，有利于指导手术方案的选择。

（1）瘘管 X 线造影：该方法简单易行，可以显示瘘管走向、分支、内口部位等信息，瘘管造影的前提是瘘管和外口要通畅，而在临床实践中，瘘管 X 线造影的结果可能不太理想，无法准确显示瘘管与肛门括约肌之间的关系，有逐渐被 CT 成像、MRI 替代的趋势。

（2）超声检查：具有经济、方便、无创等优点，可以显示肛瘘内口及瘘管走行，判断准确率可达 90% 以上。联合使用不同的超声检查技术，如经直肠超声、双平面探头扫描、三维超声、超声造影等，可以提高诊断的准确性。超声检查的准确性与操作者的熟练程度有直接的关系，但在分辨瘘管与括约肌的关系方面还略显不足。

（3）CT 瘘管成像：CT 扫描可了解肛周解剖结构，结合成像可立体显示瘘管轨迹、分支和内口等；多层螺旋 CT 扫描联合三维重建技术可进一步提高诊断的准确性。

（4）MRI：MRI 对软组织分辨率高，能较准确显示肛门内外括约肌、肛提肌和耻骨直肠肌的解剖结构，在显示残余脓腔、瘘管及其与肛提肌、内外括约肌及肛门周围组织的解剖关系等方面具有明显优势，可协助进行肛瘘的诊断分类，对指导手术具有较高的价值。对于克罗恩病肛瘘、复杂性肛瘘等建议术前常规行 MRI 检查。

（5）　肠镜检查：对于已知或可疑有肠道疾病的患者，如合并无痛性肛裂、脓肿、溃疡、皮赘和多发性肛瘘及不断进展的肛周病变，建议行结肠镜和小肠镜检查，以协助鉴别克罗恩病肛瘘（克罗恩病肛瘘占所有肛瘘的 10% ～ 20%，基于其病因、病理、预后等的特殊性，治疗原则为建议在多学科诊疗模式下施行，内科保守治疗为主，外科治疗并发症为辅）。

肛瘘的手术治疗与术后管理

　　肛瘘手术治疗的目标是消除肛瘘内口和上皮化的瘘管，最大限度减少对肛门括约肌的损伤。没有一种治疗技术适用于所有肛瘘，可选择的手术方式分为损伤括约肌的手术（包括肛瘘切开术、肛瘘切除术和肛瘘挂线术等）与保留括约肌功能的手术（主要包括括约肌间瘘管结扎术、直肠黏膜肌瓣推进修补术、肛瘘激光闭合术、视频辅助肛瘘治疗术、肛瘘栓技术、纤维蛋白胶技术、脂肪源性干细胞移植技术等）。保留括约肌功能的手术是近年来逐渐在临床上试用的手术方式，虽然在临床上应用时间较短，但已经显示了一定的优点，建议根据具体病情选择使用。对于部分复杂性肛瘘，可有计划地进行分期手术治疗，将切开、切除、挂线或生物制剂等多种办法组合应用，以提高治愈率，降低并发症的发生率。由于肛瘘术后有一定的复发率和排粪失禁发生率，对部分病情复杂、反复手术和肛门功能已经受损的患者，在选择再次手术时一定要慎重，要权衡患者获益和排粪失禁风险。

　　肛瘘患者术后伤口管理也非常重要，其目的是保持引流通畅，及时祛除异物和坏死组织，减少局部污染，促进肉芽组织正常生长，保证创面从深部开始愈合而不留残腔，避免浅层创面和皮肤组织提前愈合。良好的术后伤口管理可以降低肛瘘的复发率、减轻患者痛苦、缩短住院时间。在换药前对患者的病情及术式要有全面的认识，根据不同的创面和术式进行有效处理，避免对创面再次造成损伤，降低患者对换药的不适感。术后4～6周内，伤口分泌物较多，建议每天检查清洗创面，祛除异物及坏死组织，更换引流材料，保持引流通畅。术后6周，伤口基本愈合，应该减少对创面的刺激，注意观察伤口有无创缘皮肤内翻、粘连、假性愈合等，及时处理以减少复发。

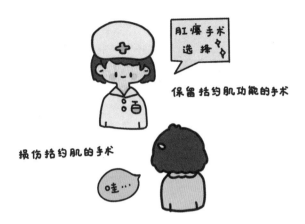

肛瘘的中医药治疗

　　肛瘘的中医药治疗，大多用于手术前后，以增强体质，减轻症状，控制炎症发展，最根本的治疗方法仍是手术。

（1）湿热下注型：肛周有溃口，按之有条索状物通向肛门，经常溢脓，脓质稠厚，色白或黄，局部红肿热痛明显，可伴有形体困重。治宜清热利湿，方用萆薢渗湿汤加减，宜食薏米、冬瓜、绿豆等。

（2）正虚邪恋型：肛周瘘口经常流脓，脓质稀薄，肛门隐隐作痛，外口皮色暗淡，时溃时愈，按之较硬，有索状物通向肛内，可伴有神疲乏力。治宜扶正祛邪，方用托里消毒饮加减，宜食大枣、芡实、枸杞等。

（3）阴液亏虚型：瘘管外口凹陷，周围皮肤颜色晦暗，按之有索状物通向肛内，脓水清稀，可伴有潮热盗汗，常见于结核性肛瘘。治宜养阴托毒，方用青蒿鳖甲汤加减，宜食银耳、雪梨、鸭肉等。

　　早发现、早诊断、早治疗很重要，肛瘘是不会自愈的，如果你正在被这个屁股上的"痘痘"所困扰，赶紧到肛肠科找医生检查，只有通过专业的检查，再针对不同病因进行治疗，才能恢复健康。

不简单的小病——口腔溃疡

口腔溃疡，中医称之为"口疮"，是一种常见且易反复发作的疾病。几乎每个人都有过患口腔溃疡的经历，往往旧疮未愈，新疮又起，此起彼伏，使人腹饥而不能食，口渴而不能饮，痛苦不已。口腔溃疡，看似小病，实不简单！

发生口腔溃疡的原因有哪些?

口腔溃疡基本上每个月发一次，每次7～10天痊愈，太影响生活了！发生口腔溃疡的常见原因如下。

（1）饮食不当，嗜食辛辣刺激食物。

（2）工作压力大、情绪紧张，经常熬夜，生活作息不规律。

（3）与免疫相关，有的患者表现出免疫缺陷或自身免疫反应。

（4）跟遗传有关，发病有明显的家族遗传倾向。

（5）感染，如发热引发的口腔溃疡，是细菌或病毒感染所致。

（6）创伤，如老年人戴不合适的义齿，以及残根残冠的存留，也是导致口腔溃疡的因素之一。儿童咬牙、咬舌等不良习惯也会引起黏膜创伤，发生溃疡。

口腔溃疡疼痛难忍易复发，应该如何治疗？

西医治疗主要使用皮质类激素、免疫抑制剂等，虽能快速控制病情，缓解痛苦，但停药后易复发，而且长期使用可能会产生不良反应。

口腔溃疡属中医"口疮"范畴，一般分为虚证和实证2类，临床上实证多见，而久病者则虚实夹杂，体虚证实。中医治疗口疮，通过辨病和辨证相结合，调节免疫功能，使机体达到阴阳平衡的状态，避免复发。中医药在治疗复发性口腔溃疡中也有独特的优势，通过辨证施治，可减轻症状，减少发作次数；治疗方法多样，如汤药、吹药、中药雾化、穴位敷贴等，标本兼治。

口腔溃疡应如何预防？

口腔溃疡预防措施如下。

（1）在饮食上，大蒜、生姜、咖啡、巧克力、烈酒、韭菜、辣椒等辛辣刺激性食物都应忌吃，若不注意，易诱发口疮。《千金要方·卷六上》明确指出："凡患口疮及齿，禁油、面、酒、酱、酸、醋、咸、腻、干枣，瘥后仍慎之，若不久慎，寻手再发，发即难瘥。"

（2）过度疲劳会导致免疫力下降，也是口腔溃疡的诱发因素之一。所以提醒患者应注意休息，作息规律，避免熬夜，要保证充足高质量的睡眠。

（3）日常生活中，注意口腔卫生，做到均衡饮食，补充身体所需的微量元素等营养物质，保持充足的睡眠和良好的情绪，注意锻炼身体，提高身体的免疫力等，预防口腔溃疡的发生。

口腔溃疡是因为"上火"了吗?

没错,大多数口腔溃疡是"上火"引起的。

(1)	心火(即心思重容易口腔溃疡)。患者往往多思多虑,且精神亢奋,面对压力时口疮频发。
(2)	脾胃之火(即口味重容易口腔溃疡)。患者多因嗜食肥甘厚腻、辛辣之品,以致脾胃积热,发为口疮。
(3)	肝火(即压力大容易口腔溃疡)。患者往往在月经前后或更年期前后,情志易怒,口舌生疮。
(4)	阴火(即情志不畅容易口腔溃疡)。患者经常通宵熬夜,频饮咖啡、浓茶等辛香之物,伤及肾阴,阴火上冲,口疮不断。

但口疮也并不只是简单的"上火"。《口齿类要·口疮》载:"口疮,上焦实热,中焦虚寒,下焦阴火,各经传变所致,当分别治之。"因此,不能一概而论地"去火解毒",而是需要根据患者的症状辨别"火"的来源,辨证治疗,中医治疗方法多样,不同原因引起的口腔溃疡,治疗上也不同。

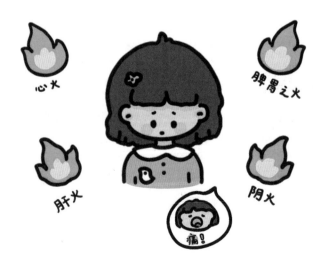

反复发生口腔溃疡，会不会癌变啊？

复发性口腔溃疡一般不会癌变。若反复发作或长期不愈，要及早就医。尤其是老年患者，要格外注意牙齿残根残冠的刺激，如果去除不良刺激，治疗一段时间后仍然不见好转，就要警惕了。

肿瘤有时会以口腔溃疡的形式最先出现。这种溃疡面积比较大，表面像菜花样凹凸不平，而且会有颗粒状的增生，在溃疡周围甚至可以摸到硬块，并且长期不愈，或者伴随淋巴结肿大，一旦出现这种情况要高度警惕，及时去医院做肿瘤排查。

孩子反复口腔溃疡，需要做什么检查吗？

如果父母都有复发性口腔溃疡病史，那么孩子也会有50%的概率发生口腔溃疡。除了遗传因素的影响外，挑食、偏食导致营养元素摄入不均衡，也会使成长中的儿童出现口腔溃疡。临床上发现，一般缺锌、铁的孩子发生口腔溃疡的概率比较大。所以反复口腔溃疡的孩子，最好到医院做一下微量元素和维生素的检测。在均衡膳食、补充营养的同时，必要时要有针对性地服用一些微量元素。

中医治疗口腔溃疡除了汤药内服，还有什么外治法吗？

口腔溃疡中医外治法有吹药法、含漱法、中药涂擦法、针灸疗法、穴位注射等。其中，临床上常用的是中药涂擦法，使用方便、疗效确切。上海朱氏喉科的秘传之方——"口疮散"，目前已在临床上广泛使用。口疮散均匀涂擦于口腔溃疡面，可以快速缓解疼痛、促进创面愈合，体现了中医外治法的优势，取得了一定的临床效果。

口腔溃疡有什么食疗方法吗?

口腔溃疡患者应摄入大量新鲜蔬菜和水果，避免食用易导致上火的食物，如荔枝、桂圆、芒果等。大家平时可适当选择一些食疗方法。

（1）白菜根汤：大白菜对口腔溃疡有很好的修复作用，用白菜根煮成的汤，可将营养细化，有利于病情恢复，多吃白菜根汤也能摄入很多人体所需的营养素。

（2）绿豆汤：绿豆有清热解毒、消暑利水、解毒的效果。多数口腔溃疡是上火引起的，喝绿豆汤可帮助下降胃火。

（3）苹果汤：将苹果切成小丁放入水中熬煮 15 分钟，加入适量冰糖即可。苹果含有丰富的维生素和果胶，不仅可以帮助口腔溃疡患者补充所需维生素，还能帮助修复创面。

（4）萝卜鲜藕汁：准备白萝卜和鲜莲藕，将白萝卜和莲藕用水洗净，于洁净器皿中捣烂，用消毒纱布双层绞取汁水，每日数次取适量含于口中，片刻后咽下。

（5）青泻茶：大青叶 10 g、番泻叶 5 g、白糖适量，共冲泡代茶饮用。大青叶清心胃、凉血热，番泻叶泻下通便。适合口腔溃疡且大便秘结者服用。

浅谈牙周炎的"知""信""行"

也许你会好奇，什么是牙周炎的"知""信""行"？

简单来说：

知——知道什么是牙周炎。

信——相信及时、积极干预的有效性。

行——我们应该做些什么。

欲知详情，让我们带着问题走进牙科诊室，来一探究竟。

病例 1：带血的牙刷

陈女士，30 岁，最近半年偶尔会刷牙出血，咬口苹果里面还带血丝，起初她没当回事，可最近 1 周几乎每天刷牙时牙刷上都带血，嚼东西也有点使不上劲儿。这让身为吃货的陈女士很是烦恼，于是赶快预约了口腔门诊。医生询问了病史，并做了详细的检查，发现她患了慢性牙周炎。为了能让她更好地配合治疗，医生耐心地解答了她的疑问，并给出了专业的治疗方案和日常维护指导。

什么是牙周炎？它有哪些症状？

打个比方，大树之所以能屹立不倒，是因为它的根深深地扎入土壤中，如果土壤里生了虫子，大树就会生病，如果一直都不采取措施，虫子越来越多，健康的土壤越来越少，树根就会露出来，最后，包裹着树根的土壤都被虫子吃光了，大树也就倒下了。牙齿周围的牙周组织就好比牙齿生长的土壤，牙周炎就是由牙周致病菌引起的发生在牙周组织的慢性炎症。赖以生存的"土壤"生病了，牙齿自然也好过不了，时间久了，包裹牙根的牙槽骨被细菌破坏完，牙齿就掉了。

起初，牙周炎症状很轻也比较隐蔽，可能就是刷牙出血、咬苹果出血、有点口臭的小事，所以往往会被患者忽视；逐步发展下去，会塞牙缝，嚼东西使不出力气；再后来这些症状会越来越严重，可能出现牙齿松动，反复肿痛，甚至流脓，神经痛等。等到牙齿非常松动了才来看病，那医生也回天乏力了，只能拔了。虽说现在可以种植牙齿，但到底是人工义齿，而且牙周炎每次发作都会损伤牙根周围的牙槽骨，会给后面的治疗带来困难，还需要植骨，做辅助手术，既花钱又吃苦、费力，所以早发现、早治疗，尽量保住自己的牙齿才是最佳选择。

陈女士："明白了。那现在我该怎么办呢？"

医生："根据你的情况，牙周炎还处于早、中期，先做一下基础治疗吧。"

陈女士："基础治疗就是洗牙吧？这个我几年前也洗过，不过现在还是出血了。"

医生："首先，洗牙不是洗一次就结束了，需要定期维护，如果是牙周炎的患者，推荐的复诊周期在3～6个月，最好不要超过半年。其次，普通洗牙只洗牙龈上部的结石，但是牙周炎的患者，牙齿和牙龈有分离，形成了牙周袋，在牙龈下面还藏有细小的结石和炎性肉芽，而真正的'毒素'往往是藏在下面的，因此，在普通洗牙的基础上还需要做深度刮治。"

陈女士："懂了，非常感谢医生这么耐心的解答。"

医生："应该的，除了治疗，你每天的口腔护理也要加强，等一下我再帮你好好做个卫生宣教。"

通过详细的医患沟通，陈女士明白了牙周炎是怎么回事，采纳了医生的治疗方案，经过完善的牙周基础治疗，病情很快得到控制，又可以开心地大快朵颐了。

陈女士是幸运的，因为她很早就意识到了问题，牙齿还未松动，仅通过基础治疗便控制了病情的发展，韩先生就没有这么幸运了。

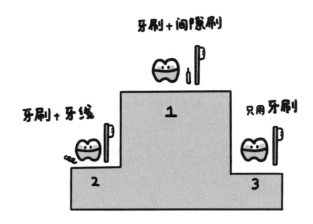

病例 2 老掉牙只是老年人的事吗？

韩先生，50 岁，最近女儿第一批拿到了美国大学的录取通知，正当全家人举杯欢庆时，忽然，一口牛排让韩先生疼痛难忍，一张嘴，吐出来的不仅是牛排，还有自己的一颗牙齿！这可把韩先生吓了一跳。他赶紧预约了口腔门诊。经过口腔检查和拍片，发现韩先生嘴里的牙，下半口余牙尚多，但多数有不同程度的松动，上半口仅剩下 5 颗摇摇欲坠的牙齿，估计难逃拔除的命运，且因为严重的牙周炎，牙槽骨重度吸收，若选择传统活动义齿，效果较差，而要选择种植牙，由于骨头条件差，难度相当大。韩先生真是追悔莫及。10 年前，陪着当时 65 岁，嘴里仅剩下 6 颗牙齿的母亲来装义齿时，他怎么也没想到自己刚 50 岁就步了母亲的后尘。可是细细回想，其实牙齿出问题也不是一两天了，因为自己的无知，每次肿了痛了就自己吃点"消炎药"扛过去，从来也没来检查过，总以为"老掉牙"是老年人的事，牙齿掉了大不了装个义齿，没想到错过了最佳的干预时机。最后，医生根据他的情况制订了序列治疗的方案：先深度洗牙，在炎症得到控制时，拔除疗效不佳的牙齿；再通过牙周手术，植骨尽力多保留剩余牙；最后根据治疗的效果制定后期复杂种植手术的方案。

牙周炎防治的大背景、小知识

（1） 牙周炎是由牙周致病菌引起的发生在牙周支持组织上的慢性炎症，是导致牙齿缺失的第一大病因。

（2） 根据 2017—2018 年全国第四次牙周病流行病学调查，牙周炎总体患病率为 87.4%，其中，中年组最高，总体患病率较上次调查有所升高。

（3） 牙周炎是多因素疾病，影响因素有：菌斑、牙石、吸烟、家族史等。并与许多疾病有关，如糖尿病、高血压、冠心病、血液病、早产儿、阿尔茨海默病等。研究证实了牙周炎致病菌与阿尔茨海默病的相关性。

（4） 牙周健康在全身健康中占有重要的地位。世界卫生组织（WTO）的健康标准包括：① 精力充沛，很少感到过分紧张和疲劳；② 乐观，积极，承担；③ 睡眠好；④ 应变力强；⑤ 能够抵抗一般性感冒和传染病；⑥ 体重适当，身体匀称，站立时，头、肩、臂位置协调；⑦ 眼睛明亮；⑧ **牙齿清洁健康，无出血**；⑨ 头发有光泽；⑩ 肌肉丰满，皮肤有弹性。目前，牙周病发病率接近 90%，而大众对牙周病相关知识普遍认识不足，为贯彻《健康中国行动（2019—2030 年）》和《健康口腔行动（2019—2025 年）》有关要求，急需加强科普，促进牙周病的早发现、早治疗，提升人民群众的口腔健康素养水平，促进形成良好的口腔健康行为。

所以，我们要了解牙周病，相信及时、科学干预的有效性；定期拜访正规的牙医，并根据不同的情况，制定个性化的方案和复诊周期；平时加强口腔护理，做好自己牙齿健康的管理人，愿人人都能畅享口福。

给牙齿穿的保护衣
——窝沟封闭

深窝沟的危害

窝沟是指在牙齿上表面的凹槽及沟隙，能够起到增大咀嚼面积、增加摩擦力的作用，有利于把食物充分嚼碎。每颗牙齿的窝沟形状各异，深浅不一，是食物残渣留存和细菌生长繁殖的适宜场所，如果窝沟部位裂隙比较深，容易积聚致龋的细菌，而这些位置的食物残渣和细菌又不容易通过刷牙、漱口等方式清洁干净，那么细菌在这些隐蔽的窄沟中，利用残留食物中的糖类繁衍生长，并在代谢过程中产生酸性物质，腐蚀牙齿，发生龋病，医学上称这种龋为窝沟龋。孩子刷牙时通常比较仓促且不认真，不易清洁到位，一旦细菌侵入牙齿就会发生龋坏，继而逐渐损坏整个牙齿，缩短牙齿的寿命。我国关于青少年龋病的调查中显示：少年儿童中70%～80%以上的龋病都发生在牙齿的窝沟部位。可见，深窝沟导致龋病的概率是很高的。

某天，小学二年级的小丽回家和妈妈说今天学校组织了检查牙齿的活动，医生建议小丽要去医院口腔科做一个叫作"窝沟封闭"的治疗。可是什么是窝沟封闭呢？妈妈也说不清楚，于是在网上预约了口腔医院，决定还是由专业的口腔医生来帮小丽彻底检查，确定治疗方案。

到了预约那天，妈妈带着小丽来到口腔医院，接诊的医生仔细检查了小丽的所有牙齿后说确实是有几颗牙齿需要做窝沟封闭治疗。妈妈担心地询问医生治疗是否会损伤孩子的牙齿或者产生疼痛，医生却回答说窝沟封闭不需要磨除任何牙体组织，只是将一种对人体无害的有机高分子树脂材料，涂布于牙冠咬合面、颊舌面的窝沟点隙，它可渗入牙齿表面的窝沟内，经光照后固化。这样可阻止致龋菌及酸性代谢产物对牙体的侵蚀，就如同给牙齿穿上了一层保护衣和铠甲，从而达到预防窝沟龋的目的。整个治疗过程速度很快并且毫无痛苦。

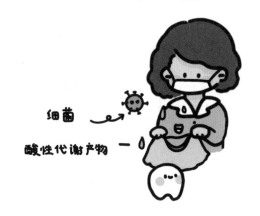

细菌

酸性代谢产物

每个孩子都适合做窝沟封闭吗?

不是每个孩子都需要做窝沟封闭治疗。在判断是否要做治疗前，我们一定要到专业的口腔科进行专业检查，如果发现孩子的窝沟较深并有裂隙，就比较适合做窝沟封闭治疗，反之则无须处理。窝沟封闭的治疗要求较高，一旦没有清除干净窝沟内的细菌直接封闭，会适得其反，使龋齿更加严重。

做窝沟封闭的最佳年龄是多少? 哪些牙齿适合做呢?

乳牙：一般做在乳磨牙上，需考虑乳牙萌出的年龄，乳磨牙全部萌出的时间大概在两岁半，但考虑到宝宝的配合能力，通常会建议在3～4岁进行。

恒牙：一般做在磨牙或有异常发育的切牙上。但单个个体的恒牙萌出时间不统一，所以封闭时间其实并不统一。医疗卫生系统推荐的儿童窝沟

妈妈问医生，那么这样的治疗过程大概需要多长时间呢? 医生说，医学上把口腔内分上下左右4个区，如果儿童配合，4个区1次就能做完，而且时间不长，只需要20～30分钟，只要孩子配合全程张口就可以了。

封闭时间通常为：第一恒磨牙（又被称为"六龄牙"）可以在6～8岁进行。这个时候孩子的第一恒磨牙已经长出，因为第一恒磨牙（六龄牙）的龋病发病率特别高，而这是全口牙齿中最强大且会陪伴宝宝一生的牙齿，所以要特别注意保护；另外，这一年龄段的儿童，一般不能很好地进行口腔清洁，窝沟封闭可以大大降低其龋病的发病率。第二恒磨牙（六龄牙后面一颗牙）可以在11～13岁进行。此外，有些儿童双尖牙及恒前牙窝沟较深，也可以进行封闭，双尖牙在9～12岁萌出后即可进行。其他牙齿，如果能够及时发现较深窝沟，及时封闭，对龋齿的产生也有一定的预防意义。至于时间，通常在牙齿新萌出1～2年内封闭是比较理想的。青少年、青年及成年人，如果窝沟较深，磨损较少，而且未发生龋坏，符合指征也是可以做窝沟封闭的。

一切疑问和顾虑都解除后，终于开始正式治疗了。只见医生在手柄上装好小毛刷，蘸上适量牙膏开始清洁牙面，清洁后用水枪冲洗干净。然后医生

将棉卷放在牙齿两边，将牙面吹干，用细毛刷蘸了些蓝色的凝胶涂布在牙面上，等待了一会儿，又开始用水枪冲洗，这次冲洗的力度比前面要大一点，大概过了 10 ～ 15 秒，更换了新的干棉卷，用空气吹干牙面。整个过程中，旁边的护士姐姐一直在不停地帮小丽吸干嘴巴里的水分，医生也嘱咐说不能把棉卷吐出来，也不能漱口。随后医生拿了一只装有细长针头的管子，挤出里面的材料，并在牙齿上均匀涂布，再用可以发出蓝色光的灯照射在刚才处理的牙面上。不一会儿工夫，蓝灯发出 2 次"dudu"声，医生就说治疗完成了。果真，治疗时间很短，而且一点也不痛。

最后，医生用探针检查了所有经过治疗的牙齿，还拿了小镜子给小丽看，指着那些牙面上原本黑黑黄黄现在变成光洁白色的缝隙告诉她，这就是经过治疗的窝沟了。如果现在咬合牙齿感觉有高点，也不需要担心，2 ～ 3 天就可自然磨去。

窝沟封闭后需要注意

（1） 2 小时内请勿饮食，因为封闭剂还未完全固化。不建议当天用同侧牙齿咀嚼。如果双侧窝沟均进行了封闭，建议当天服用偏软或流质食物。24 小时内请勿食用坚硬的食物，防止封闭剂材料脱落。3 ～ 5 天后：如感觉咬合过高，请及时复诊。

（2） 由于小朋友的不配合程度及唾液多等原因，窝沟封闭存在脱落现象。家长需注意观察，若有脱落及时复诊。

（3） 每 3 ～ 6 个月复诊检查。观察封闭剂保留情况，边缘是否缺损，有无可疑龋坏等情况，脱落时及时重做封闭，可提高封闭剂保留率，降低龋齿率。

（4） 如果没有养成良好的口腔卫生也容易使得牙齿被龋坏，影响窝沟封闭的寿命！

经过了窝沟封闭的治疗，小丽的牙齿又恢复成了健健康康的状态，还和医生约定好 3 个月以后再来这里复诊检查，而后便和妈妈一起高高兴兴地回家了。

是不是做了窝沟封闭后就永远不会得龋病了？

不是！这种治疗仅对预防窝沟龋有效。首先，窝沟封闭只针对健康、初萌出、有深窝沟的新生恒牙或乳牙上的较深窝沟，是在不损伤牙体的情况下，利用封闭剂进行封闭来预防窝沟龋发生的保健措施，但这种预防作用并非100%有效。如果封闭剂出现磨耗或脱落，仍有可能出现窝沟龋。其次，龋病的发生部位不仅限于窝沟，对于儿童来说，邻面龋病的发病率也不低，而窝沟封闭对于光滑面龋，邻面龋以及根面龋都没有预防意义。所以暴露在口腔的其他牙面还是有可能产生龋齿的，窝沟封闭仅仅是减少了牙齿咬合面龋齿的概率，养成良好的刷牙习惯、保持口腔卫生是非常重要的，建议家长定期观察孩子的牙齿，如果发现问题及时看牙医，做到防患于未然。

"矫情病"？——干眼症！

　　某天，医生接诊了一位穿着灰色衣服的女患者，她神情郁郁，整个人看上去就像很久没有浇水的植物，灰蒙蒙地耷拉着。"医生，"她说，"我得了干眼症。我看过了很多医生，检查结果都显示我有干眼症，但不是特别严重的那种。"她声音很低地说："但我就是觉得很难受，滴了好多眼药水都还是难过，我没法看手机，一看就痛，眼睛里面总是像搁满了碎石子，磨得我晚上睡不好觉，走出门风一吹就刷刷地流泪，"她的声音带着点哭腔，"很多人听了我的病都说，哎呀，不影响视力，不就是眼睛有点干嘛，好像所有的不适仅仅只是我的矫情，我就不明白了，这又不是癌症，怎么这么难受，怎么就治不好了呢？"

　　眼干燥症（俗称"干眼症"）可以说是现在眼科临床上最常见的眼表疾病，是指任何原因引起的泪液减少或泪液中成分改变或循环异常而导致眼干涩感、异物感、视疲劳或视下降等症状的一大类疾病的总称，主要不适为干涩、易疲劳、异物感、酸胀、畏光、烧灼感、眼痛、眼红、视力下降等。

　　因为干眼症很少会影响视力，大多数都只表现为眼表的不适感，甚至有很多干眼症会有临床体征轻而自我症状重的情况，但是干眼症会对人们的工作和生活质量产生很严重的影响，临床上甚至会使部分人产生悲观情绪，而悲观的情绪又会进一步加重干眼症的症状。所以，医生和患者均应对干眼症予以重视。

那么，什么样的人更容易罹患干眼症呢？干眼症的危险因素包括：老龄、女性、生活在高海拔地区、糖尿病、熬夜工作、滥用眼药水、长时间用电子产品、做过眼部手术、服用某些降血压药物、患有自身免疫疾病、焦虑抑郁、失眠等。

临床上，干眼症尚未有统一的诊断分类标准，但根据病因一般将干眼症分为：水样液缺乏型干眼、黏蛋白缺乏型干眼、脂质缺乏型干眼、泪液动力学（分布）异常所致干眼、混合型干眼。

治疗上，西医一般采取以下几种方式。

① 消除诱因（治疗原发病）；

② 泪液成分的替代治疗（人工泪液滴眼液等）；

③ 延迟泪液在眼表的停留时间；

④ 促进泪液分泌；

⑤ 局部免疫抑制剂（环孢素滴眼液）；

⑥ 泪膜重建手术；

⑦ 其他辅助治疗，如泪小点封闭、性激素治疗等。

干眼症的治疗是一个缓慢的过程，常常需要很长时间，而且易因某些病因而无法去除（比如因工作需要必须长时间使用电子产品等），故干眼症通常只能缓解症状，而无法治愈。

轻症的干眼症往往滴了眼药水就可以缓解，但在临床上确实常常会遇见用了各种眼药水、戴了硅胶湿房镜、做了睑板腺按摩等一系列治疗后仍然不觉得有所缓解的患者，这时候除了进行中医药的干预治疗外，通常还需要安抚患者的焦虑情绪，如此才能产生一定的治疗效果。

干眼症属中医"白涩症"范畴。《诸病源候论·目涩候》载：

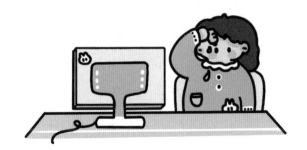

"目，肝之外候也……其液竭者，则目涩。"本病以"阴虚"为本，阴液亏虚是疾病演变基础，所以治疗原则应以滋阴益气生津为主；同时发病也与劳倦伤脾，气郁伤肝，情志失调，肺阴不足等病因相关。肝开窍于目，泪为肝之液，肺为水之上源，脾主运化水湿，肾主水，故本病与肝、脾、肾、肺关系最为密切。

临床上可以使用中药内服结合外治法治疗干眼症，内服中药可以根据患者舌脉及生活方式辨证论治，采用以益气养阴为主的方药，如石斛养阴生津，可以增加免疫力和抗衰老能力，含有石斛多糖和多种维生素，对视力模糊、眼睛干涩有很好的疗效；枸杞滋补肝肾、益精明目，富含枸杞多糖、类胡萝卜素等，可提高视力，改善眩光耐受度以及眼干涩症状；金蝉花益气养阴，含有16种氨基酸、虫草酸和多糖，具有显著的免疫调节、抗疲劳、抗肿瘤和改善肾功能的作用。

在外治法中，疗效最好的是针刺疗法。经络是眼与脏腑之间的纽带，气血津液依靠经络输送，选穴时不仅要选取眼周穴位，还应选取头部及手部的一些全身穴位，起到通窍明目、加强疏通眼部气血之功，更有助于津液上达于目。现代医学研究表明针刺可以通过刺激泪腺神经兴奋，增强泪腺细胞分泌泪液；促进患者黏蛋白表达，提高泪膜稳定性；抑制患者泪腺和眼表上皮细胞异常凋亡，减少眼表组织损伤和破坏；双向调节激素水平等，起到治疗干眼症的作用。

除了针刺之外，中药热罨包、中药熏蒸雾化、中药离子导入等中医外治法都能够改善患者干眼症的症状，为临床治疗干眼症提供了更多的可能性。

病例中的患者在服用医院配制的中药包的基础上，每周配合针刺治疗，目前症状稳定，情绪也大有好转。

对干眼症的治疗，既要重视眼局部，也要"治病求本"，充分发挥中医药优势，从整体出发辨证施治；可以通过针药结合的方法从根本上改善干眼症，值得临床推广应用。

近视防治：中医小儿推拿来帮忙

中医对近视的认识是怎样的？

中医作为我国传统医学，在防治近视方面有着独到之处。近视，中医称之为"目不能远视"或"能近怯远症"，近视这一称呼最早见于清代《目经大成》，是青少年的常见病和多发病，我们最熟悉的眼保健操，就是最早的小儿推拿防治近视的手法。关于眼保健操的记载可以追溯到张家山汉墓出土的竹简。"目力过久，神光不能发越于外"，导致不能看远。中医整体观认为，近视与五脏六腑、经络均有关系，近视的推拿治疗是一个专业的学科，它不是头痛医头，脚痛医脚，而是需要在综合观察、了解患者情况后，辨证施治。

推拿治疗的具体步骤（家长可居家练习后操作）

第一步：按揉天河水，位于前臂掌侧，腕横纹中央至肘横纹中央的直线。此穴位可辨别睫状肌紧张程度，若病程久，眼肌痉挛明显者，天河水处肌肉紧绷，此时需要按揉以松解肌肉。

第二步：搓热掌心，温敷眼部3次。

第三步：点揉睛明穴，位于目内眦内上方眶内侧壁凹陷中。主治近视、目视不明、目赤肿痛、迎风流泪、夜盲、色盲、目翳。

第四步：点揉上明穴（鱼腰下），位于眉弓中点的眶上缘下。主治屈光不正、角膜白斑、视神经萎缩。

第五步：点揉翳明穴，位于颈部，翳风穴后1寸，示、中两指并拢自然放置于耳垂后，示指尖下凹陷中即是本穴，按压酸胀明显。主治目疾、头痛、颈项不适。

第六步：点揉光明穴，位于小腿外侧，外踝尖上5寸，腓骨前缘（约当外踝尖至腘窝水平线连线，外踝尖上1/3处）。主治目痛、夜盲、目视不明。

第七步：揉捏耳轮，轻拉耳垂。

点揉穴位，力度要适中、到位，以达到局部酸胀感为宜。以患儿耐受、舒适为度。

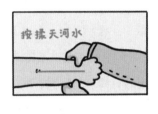
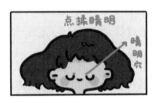

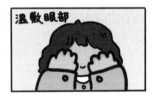
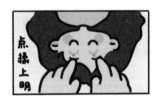

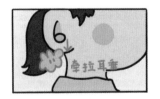
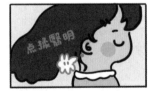

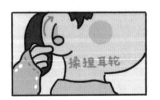
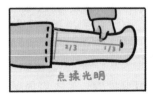

以上"四明穴疗法"，可充分调动全身气血流通，改善眼部周围气血供应，促进眼部血液循环、缓解眼周肌肉的痉挛状态，促进视力恢复。近视除了局部按揉，还要按揉腿部穴位——近病远取，近视并非头痛治头，脚病治脚。眼睛的毛病，我们除了推头面部，还推四肢。中医传统推拿治疗疾病无痛苦、无不良反应的特点，在预防、治疗青少年视力下降方面有独特优势。

近视的日常预防

可以在学校远眺，近远远近交替，锻炼局部肌肉，或打乒乓球。同时，家长也要注意孩子眼睛的日常调护，养成良好的用眼习惯，常做眼保健操，均衡营养摄入，增强体质，每天户外活动2小时，注意纠正坐姿。日常饮食方面，少吃甜食，眼睛需要钙，糖分解要消耗钙，会导致白眼球组织不坚韧，经挤压后眼轴变长。近视的日常预防应由家庭、学校、社会三方共同努力，让孩子们都能远离近视的困扰！

预防近视、缓解疲劳的推拿手法——揉面提神醒脑操

揉面提神醒脑操分为4个步骤：开天门（眉心至发际的直线）、推坎宫（眉心至眉梢的直线）、按太阳（眉梢、外眼角连线中点后1横指凹陷中）、揉风池（耳后高骨的后下方凹陷中，按压酸胀）。

天门和坎宫有很大的作用。开天门在中医里，能够开窍醒神，是小儿推拿手法的起势，天门穴用于治疗感冒、头痛、发热、烦躁等一切被束缚时的状态。坎宫，位于眉弓上方凹陷中，"坎"就是凹陷、水洼，坎宫在眉骨上方的凹陷中，所以坎宫属水，

能濡润眼球，缓解眼疲劳，防治近视、头目胀痛，平时缓解疲劳时也可以自己按揉。太阳象征正能量，所以感到疲劳的时候，可以按揉太阳穴提神、缓解疲劳。风池穴在人的后脑勺，为什么叫风池？风刮过来，我们身上都有衣服遮挡，此处却正好暴露出来，易受风邪侵袭——是风聚集地方，又是一个凹陷，所以叫风池。风池穴可医近视等眼病，以及鼻炎、耳鸣、咽痛、颈肩痛、感冒发热、偏头痛等。

当然除了推拿，还可以采用针灸手段。针灸可以很好地调理体质，也可以很舒服地使疾病好转，但先要克服害怕心理，高度配合医生，家长可于针灸治疗前给小朋友看针灸相关视频以做好心理建设。

居家推拿的注意事项

（1）进行推拿前需要洗手暖手：可以用免洗洗手液消毒手，但冰凉的手不能直接接触皮肤，搓暖后才能接触儿童皮肤。

（2）安置体位：根据要推拿的部位安置体位，近视的穴位一般在头面部，患儿要仰卧，家长坐下后手肘的位置要高于儿童，方便使力。

（3）应避开皮肤破口处。

（4）推拿介质：在家可以用香油，在医院医生会使用合适的介质。推拿介质包括凡士林、冬青油、滑石粉、生姜水等。推拿介质是为了减少对皮肤的摩擦，润滑保护皮肤，同时也借助某些药物的性质来辅助推拿的物质。凡士林对皮肤有很强的润滑和保护作用，尤其是在干燥的冬季，可以防皴裂。冬青是小区绿化中的常见树种之一，用叶子提取出冬青油，就可以做介质使用。风油精、清凉油甚至牙膏，里面都含有冬青的提取物，即水杨酸甲酯，可消炎、镇痛。冬青油涂抹于身体、关节处，可以通经活络、活血化瘀。滑石粉，在体操时常涂抹在单杠上，防止出汗手滑；用于头面、头颈部可以增加润滑度。生姜水可以散寒，打开腠理，常用于手部内科小儿推拿。

典型病案举例

6岁女童，视力下降半年余。家长述：于学校体检发现视力下降，后诊断为屈光性近视，现右眼近视200度伴75度散光，左眼近视225度伴50度散光。角膜曲率，R（右眼）：46.75，L（左眼）：46.42。患儿家长欲推拿治疗。问诊得知双眼视远模糊，视近清晰，伴有轻度眼干、易疲劳，偏瘦，胃纳差，面色稍黄，睡眠可，二便调，舌尖红，舌中苔厚腻，脉弱。

中医诊断：近视，脾胃虚弱证；西医诊断：屈光不正。

治疗原则：解痉明目、益气通络。首次就诊，测裸眼视力左眼为0.2，右眼为0.12。推拿20分钟后测视力左眼至0.8，右眼至0.8，疗效显著。继续调理1个月，双眼视力达2.0，以后定期复查视力，嘱家长减少孩子视屏时间，纠正不良坐姿，加强体质锻炼，均衡饮食，令其适当参加活动以调畅情志，防止复发。半年后随访，视力正常。

医生分析：视力下降与不良的饮食习惯、用眼习惯，过少的户外活动有关，人类视觉发育的敏感期大约在12岁以前，其中敏感期的早期为3～6岁，也被称为视觉发育的关键期。因此，6岁前的小儿，若推拿治疗及时，可明显改善近视，越早治疗，效果越理想。建议家长在日常生活中密切观察孩子的视力情况，定期做视力筛查，做到早发现、早治疗。

膝关节疼痛怎么办？
施氏伤科来支招

为什么会膝关节疼痛？

膝关节疼痛与功能障碍病因复杂，滑膜病理变化是最为常见的因素。膝关节滑膜炎一般包括2种类型：Ⅰ型，是以滑膜炎为主要病理改变的骨关节炎，往往是骨关节炎发病早期的表现，患者多为老年人；Ⅱ型，多因急性创伤和慢性损伤所致，患者以青壮年为主。膝关节疼痛严重影响患者生活质量。上海"伤科八大家"之一施氏伤科的"吊伤膏"在解除疼痛和功能障碍上疗效显著。施氏伤科施维智先生传承施氏伤科内外兼治特色，针对此病予中药口服，联合"吊伤膏"外用，疗效独特。前期临床实践和研究表明，治疗膝关节疼痛关键在于改善膝关节滑膜炎症状态。

膝关节疼痛的患者多吗？

我国膝关节症状性关节炎的患病率为8.1%，其中膝关节创伤性滑膜炎占10%，其余多为慢性劳损导致的以滑膜炎为主要病理改变的骨关节炎。据研究，膝关节炎在发达国家老年人中高发，并且是造成这一群体慢性疼痛和功能障碍的主要原因，MRI（磁共振）显示被诊断为膝关节炎的患者中60%有滑膜炎症。

目前治疗方法有哪些?

目前西医治疗方法主要有非甾体抗炎药物口服或外敷,膝关节腔内润滑剂及激素注射;手术方面主要有膝关节镜和膝关节置换术。曾有研究者进行了一项为期5年的随访研究,据此研究可知,膝关节镜手术对膝关节滑膜炎及半月板损伤患者的疼痛及关节功能的改善无统计学意义。也有研究显示,目前,膝关节疼痛治疗方法聚焦于减轻疼痛、改善身体功能及患者的生活质量,所以迫切需要能改善症状的治疗手段。目前的治疗方法很多,但也存在着有创、易反复、效果良莠不齐等问题。

施氏伤科有什么妙招吗?

香山中医医院施氏伤科在临床中发现,"吊伤膏"外用、中药口服对改善膝关节疼痛、活动受限、肿胀程度,恢复患者步行能力,提高患者的生活质量有一定疗效,可优化膝关节疼痛非手术诊疗方案,弥补现有治疗的不足,传承中医特色。

施氏伤科参考《中医骨伤科临床诊疗指南·膝痹病(膝骨关节炎)》中相关文献及《中药新药临床研究指导原则(试行)》《中医病证诊断疗效标准》,并在《中医骨伤科常见病诊疗指南》的基础上结合前期的文献整理进一步完善,将膝关节疼痛归纳为如下证型。临症或有不同证型,或有兼证,需要医生据临床实际,予以辨证。

1. 湿热痹阻证

①	主症:关节红肿热痛,屈伸不利,触之灼热,步履艰难。
②	次症:发热,口渴不欲饮,烦闷不安。舌质红、苔黄腻,脉濡数或滑数。

"吊伤膏"加芒硝外用、"膝痹方"口服治疗湿热阻络证膝关节滑膜炎是对施氏伤科的传承与创新。施氏"吊伤膏"来源于全国名老中医施维智教授所献膏药方，在外伤及劳损所致关节疼痛的临床运用上多有奇效。芒硝具有清热解毒消肿的作用，芒硝混合其他药物治疗红肿热痛类疾病在古籍中多有记载。唐代孙思邈《千金要方》中有"治一切痈肿：生地黄三升，皮硝三合，豉一升。上三味同捣，薄之"的记载。《中华人民共和国药典》（简称《药典》）中记载"皮硝外用能清热消肿"，可见现代也是推荐芒硝外用治疗红肿热痛类疾病。临床应用发现芒硝外用可加强吊伤膏消肿作用，同时增加清解热毒的疗效。"膝痹方"是根据《药典》中"三妙丸"及"当归拈痛汤"启发而来。"三妙丸"及"当归拈痛汤"功效主要是燥湿清热，常用于治疗痹症兼有湿热、血瘀痰的病症。薛春鸣老医师在"三妙丸"及"当归拈痛汤"的基础上又借鉴历代名家治疗膝痹（湿热阻络证）所用方剂，自创了"膝痹方"。

2. 气滞血瘀证

① 主症：关节疼痛如刺，休息后痛反甚。

② 次症：面色黧黑。舌质紫暗，或有瘀斑，脉沉涩。

针对此证，"吊伤膏"联合"消瘀止痛方"内外兼治是对施氏伤科的传承。"消瘀止痛方"是施维智先生的临床常用方剂，根据清代王清任《医林改错》中的血府逐瘀汤与历代名家治疗膝痹（气滞血瘀证）所用方剂自创而来。

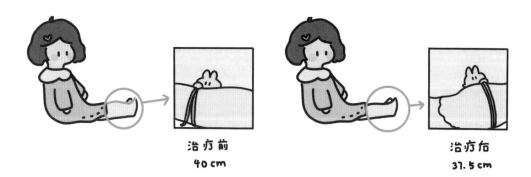

治疗前
40 cm

治疗后
37.5 cm

腰托能撑起我的腰椎吗?
——"后腰痛期"我该怎么办?

患者:"医生,1周前我腰部扭伤后疼痛剧烈,经你治疗后症状明显减轻,你还建议我戴腰托支撑帮助,这1周我症状好多了,到哪儿我都戴着腰托,我儿子还帮我买了一个牛皮的腰托,你看,我以后是不是应该一直戴着它?"

医生:"急性腰扭伤急性发作期,可以适当佩戴腰托支撑辅助,但仅建议急性期使用。腰、腿痛患者为达到保护目的而长期佩戴腰托是一个错误的理念。"

患者:"医生,我尝试着不戴腰托,可是,一去掉腰部就没力气,稍微坐或站一下,腰部酸痛就容易反复。腰痛比1周前发作的时候好多了,但现在有种酸重感,很影响日常活动和工作。"

我们可以把这种情况称为"后腰痛期"。急性期过后,患者疼痛感明显减轻,但某些持续动作却明显受限。针对这样的情况,可以选择合适的锻炼,恢复腰部肌群的力量,而不是用腰托长期束缚腰部肌肉,长期佩戴腰托后会导致腰部肌群"废用性萎缩"。临床上,在中老年腰痛患者中,若做腰椎核磁共振检查,常可见其腰痛相应部位"肌肉脂肪化"的表现。肌肉脂肪化是指肌肉组织中脂肪沉积的现象,常见于老年人、久坐不动以及患有慢性疾病的人群。

肌肉脂肪化的表现包括以下几点。

(1)　肌肉萎缩:肌肉组织由于长期不运动而逐渐萎缩,导致肌肉力量下降。

(2)　肌力减退:肌肉组织被脂肪取代,导致肌肉力量减弱。

（3）	肌肉酸痛：肌肉组织被脂肪取代，导致肌肉酸痛、僵硬。
（4）	身体变形：肌肉组织被脂肪取代，导致身体变形，如腹部膨胀，手臂、腿部变细等。
（5）	运动能力下降：肌力减退，导致运动能力下降，如爬楼梯、扶物等变得困难。
（6）	代谢异常：脂肪沉积，导致代谢异常，如血糖、血脂等指标异常。

随着医学发展，"肌少症"也逐渐被医学界重视。肌少症是指与增龄相关的骨骼肌质量和肌肉力量或躯体功能下降，多见于老年人，又称肌肉衰减综合征、肌肉减少症、少肌症。肌少症作为常见的老年综合征之一，因其发病率高、起病隐匿、对肌体影响广泛等特点，对家庭医疗负担与社会公共卫生支出造成巨大影响。

所以，"后腰痛期"，我们不能寄希望于腰托之上，应重塑局部脂肪化的肌群。

后腰痛期患者应如何锻炼？

首先来认识如下几个名词。

运动：一种涉及体力和技巧的由一套规则或习惯所约束的活动，通常具有竞争性。

锻炼：一种利用计划性、结构性以及重复性的肢体活动来提高一个或多个身体部位的健康状况的体力活动。

功能锻炼：是"运动疗法"的一种，可徒手或利用特殊器械进行，具有促进运动器官功能恢复的作用。主要内容有肌力锻炼、关节活动度锻炼、平衡和协调功能锻炼、步行功能锻炼等。

导引："导"指"导气"，导气令和；"引"指"引体"，引体令柔。导引是我国古代将呼吸、气息锻炼（导）与肢体锻炼（引）相结合的一种养生术，也是一种自我按摩术。

运动具有竞争性，多属于竞技体育；锻炼可能更适合年轻健康的人群；对于腰、腿痛患者"后腰痛期"表现或康复期，功能锻炼或导引似更适合。导引，原为古代的一种养生术，早在春秋战国时期，就已出现与"吹呴呼吸、吐故纳新"相结合的名为"熊经""鸟申"的二禽戏。《黄帝内经·异法方宜论》言："黄帝问曰：医之治病也，一病而治各不同，皆愈，何也？岐伯对曰：地势使然也。"依照《黄帝内经》，可知东方用砭石，西方用毒药，北方用灸芮，南方用九针，而中央用导引按跷。唐代王冰："导引，摇筋骨，动支节。"唐代慧琳所著《一切经音义》有："凡人自摩自捏，伸缩手足，除劳去烦，名为导引。"导引术作为中医治疗的上古五术之一，有延年益寿、强筋健骨之效，亦有独到之处。可根据自身喜好，选取合适的功能锻炼或导引术，以合适的锻炼量循序渐进地操练，对"肌肉脂肪化""肌少症"人群的腰痛都会有不同程度地改善。

在长沙马王堆汉墓（西汉初期诸侯家族墓地）出土的帛画，是现存全世界最早的导引图谱。原帛画长约100 cm，与前段40 cm帛书相连。画高40 cm。分上下4层，共绘有44种不同人物的导引图式，每层绘11幅图，每张图式平均高9～12 cm。图式为一人像，男、女、老、幼均有，或著衣，或裸背，均为工笔彩绘。除个别人像做器械运动外，术式多为徒手操练。图旁注有术式名，部分文字可辨。图式中涉及的动物有鸟、鹞、鹤、猿、猴、龙、熊等，与五禽戏相近，仅无鹿戏与虎戏。

笔者以五禽戏为例，对导引做简要介绍。五禽戏包括虎戏、鹿戏、熊戏、猿戏、鸟戏。根据中医脏象学说，五禽戏中虎、鹿、熊、猿、鸟五禽，按其秉性分别与人体的肝、肾、脾、心、肺五脏相对应，即所谓五禽配五脏。虎戏主肝，肝在五行属木，其华在爪，在体合筋，与胆相表里，虎戏通过手型（撑掌、虎爪、握拳）的变化和两目的怒视，对肝的功能进行有效调节，能疏肝理气、舒筋活络；鹿戏主肾，肾在五行属水，其华在发，在体合骨，与膀胱相表里，鹿戏通过腰部的侧屈拧转和背部后拱等动作使整条脊椎充分旋转，腰肾、命门、督脉都能得到充分锻炼，具有益气补肾、壮腰健骨的作用；熊戏主脾，脾在五行属土，其华在唇，在体合肉，与胃相表里，熊戏运用腰腹运转、左右晃动对脾胃进行挤压按摩，能调理脾胃、充实两肢；猿戏主心，心在五行属火，其华在面，在体合脉，与小肠相表里，猿戏动作变化多样，通过对胸廓挤压、放松等动作，能养心补脑、疏通血脉；鸟戏主肺，肺在五行属金，其华在毛，在体合皮，与大肠相表里，鸟戏两臂的上下运动改变了胸腔容积，增强了血氧交换能力，能补肺宽胸，调畅气机。对于因"肌肉脂肪化""肌少症"而腰、腿痛的患者，可有选择地操练虎戏、鹿戏，加强相应部位肌筋锻炼，以达到骨正筋柔、气血以流的平和状态。

所以，腰托不是神器，合适的功能锻炼或导引才能帮助萎废的肌筋恢复活力；如果不能明确应选择何种恢复方式，可以请骨伤科医生帮你来制订一个适合的运动处方，以进行合适、有效的锻炼。

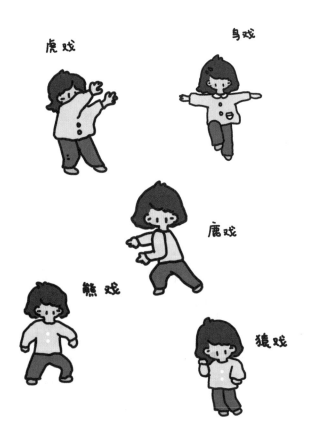

长了骨刺怎么办？
我们该如何正确看待？

不少中老年朋友都有这样的体验：他们因膝关节、足跟或是颈、腰椎疼痛去医院就诊，拍完X线片后经常会看到影像报告上写有"骨质增生"字样，或是被大夫告知"生骨刺了"，心中难免疑惑这个骨刺到底是什么？为什么会长骨刺呢？其实骨刺（又叫骨质增生、骨赘）是骨骼自然发生的一个老化现象，就像

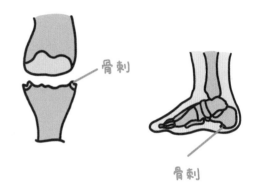

骨刺

骨刺

年纪大了长白发、长皱纹一样，并不可怕！此前多建议患者用手术的方法把骨刺切掉，但是过几年再拍片子会发现骨刺又长出来了，这说明长骨刺是难以避免的，那么我们就应当积极、勇敢地面对它，并学会与之相处。

每个人都会长骨刺，但并不是每个长了骨刺的人都会发生疼痛，两者之间并没有绝对关系！骨刺其实是人体骨骼为了满足承重的要求，在受力大的地方慢慢生长出来的骨质，相当于骨骼给自己新增了额外的支撑。这样一来，原本受力不稳定的状态就能得到一定程度的改善。由此可知，骨质增生本身不是病，骨刺从某种方面来看甚至可以说是好东西，如果没有引起症状的话，我们完全没必要想方设法去消除它。

当然，一部分人确实会在骨质增生以后出现疼痛症状，这是因为骨质增生之后对周围的神经、血管、软组织产生了持续的刺激。以中老年人群中很常见的足跟骨刺为

例，此病往往一走路就痛，罪魁祸首是骨刺引起了周围组织无菌性的炎症，我们可以每天用温水或中药熏洗方泡脚20分钟左右，再穿上厚实的袜子轻轻跺脚，跺脚力度以刚好感觉到脚后跟有轻微酸痛即可，每天1次，每次跺200下左右，一段时间之后无菌性炎症即可消除，疼痛也就好了。

膝关节、颈椎、腰椎等部位也是骨质增生的多发区域，我们也可以通过做一些有针对性的锻炼来加强肌肉力量和韧带弹性，让骨骼始终处于稳定均匀的应力分布状态，减缓骨刺的生长；同时锻炼也能促进局部血液循环，减少无菌性炎症的发生。此外，可以口服行气活血、通络止痛类中药，以及外敷膏药、运用针灸推拿来舒筋活络、缓解症状。若疼痛难忍，应及时就医并在医生指导下口服或局部注射消炎止痛类西药镇痛。只有压迫到脊髓、血管并引发病理症状的骨质增生，或是长得很大已经让关节"卡死"的骨刺才需要手术治疗。

中医"吊伤膏""施氏伤膏""宿伤膏"等膏方可应对不同部位骨质增生引起的疼痛："吊伤膏"缓解膝关节红、肿、疼痛疗效确切，颈、腰部疼痛可外敷"施氏伤膏""宿伤膏"通络止痛。此外，通过中药蒸汽熏蒸及定向透药能将中药成分透皮深入软组织直达病所，可促进局部微循环，发挥缓急止痛的作用。

用药可以软化、溶解骨刺吗?

如今资讯发达，有时候会看到一些广告宣传说把某某药物涂在皮肤表面吸收进去或是口服一些药物就能把骨刺软化甚至溶解掉，这其实是一种典型的虚假宣传！

骨刺就是骨质增生，它和正常骨头的成分和基础结构是一样的，试想如果某种药物仅仅只需一涂一抹一吃就可以把骨刺软化或溶解掉，那么它是不是也能把骨刺部位相连的正常骨骼一同软化、溶解了呢？要是真有这种"神药"存在，岂不是轻而易举就能让人体散架了吗？所以说这种"神药"显然是不存在的。临床上使用的中、西药物只能通过减轻疼痛、控制炎症来缓解骨质增生所引发的一系列症状，并不可能直接消除骨刺。

长骨刺了还能补钙吗？

骨质增生后，好多患者认为是身体内的钙多了，为防止继续增生而惧怕补钙。其实，患有骨质增生时不但可以补钙，而且还要加强补钙，补钙不会加重骨刺生长。

众所周知，老年人缺钙会导致骨质疏松，实际上骨质增生也是缺钙的表现，当老年人钙摄入不足时，就会出现骨质疏松和骨质增生并存的现象。人体内的钙大致可以分为骨质中的钙和血液中的钙，其中血液中的钙是维持生命所必需的元素，要比骨质中的钙对人体重要得多，所以人体首先要保证血钙的水平。血液中的钙与骨质中的钙大约每20分钟交换1次，二者维持一个动态的平衡。人体由于各种原因导致钙的丢失后首先表现为血钙降低，机体为了维持生命，需要从骨质当中摄取钙来保证血钙水平的稳定，这样一段时间后骨质中就缺钙了，这就是骨质疏松。骨质疏松后，骨骼为了维持结构稳定，又会将血液中的钙质沉积到骨质，但钙质并不会均匀沉积到骨质，而是首先沉积到受力比较集中、活动比较多的关节部位，这样就形成了关节部位或应力部位的骨质增生，也就是形成了大家所说的"骨刺"。及时补钙、增加钙质的吸收，能刺激血钙的自稳定系统，避免血钙异常波动，达到既能防治骨质增生，又能防治骨质疏松的目的。

如何预防骨刺？

相较于治疗，骨刺的预防更为重要。

（1） 在日常生活中需纠正各种不良姿势，避免久坐和久站。中老年人要减少重体力劳动，避免负重。

（2） 注意保暖。寒冷潮湿的周围环境可使血管收缩、血流变慢、血液循环不畅，关节得不到足够的营养和血氧供应，容易产生无菌性炎症，引起疼痛不适。

（3） 适当参加一些健身活动，远离肥胖，保持匀称身材。推荐进行一些关节负荷较小的运动，如健身自行车、游泳、在跑道上散步等，以适当增加关节腔内的负压，有利于关节液向关节软骨渗透，减轻关节软骨的退变，从而减轻或预防骨刺的发生。

（4） 日常均衡饮食，补充足量钙质和维生素 D。中老年人的日常饮食应当注意补充各种营养素和微量元素，尤其是钙和维生素 D。钙是构成骨骼的基本元素，维生素 D 能够帮助钙的吸收，骨骼强壮就又能承担更多的重力负荷了，骨质增生也就减缓或者停止了。

（5） 选择合适的中医传统保健方法。可以通过诸如艾灸、按揉、拔罐、刮痧等方法促进气血流通，保持关节的正常功能，可一定程度上预防骨质增生的发生。

中老年人出现肩膀痛，肩关节粘连怎么办？

肩关节周围炎（俗称"肩周炎"）是指肩关节周围软组织的不明原因自限性无菌性炎症，症状一般会逐渐缓解。肩周炎，也称"五十肩""露肩风""凝肩"等，其名在医学领域被广泛接受且描述相对准确，是一类引起盂肱关节僵硬的粘连性关节囊炎，表现为肩关节囊与关节周围软组织损伤、变性，软组织及关节囊无菌性炎症。常见症状有肩关节周围疼痛，夜间加重，肩关节各个方向主动和被动活动度降低，且进行性加重，可造成肩关节活动受限。主要发病年龄为40～70岁，其中又以50岁左右多发；女性发病率比男性高，男女发病率为1∶3；左肩发病率高于右肩。

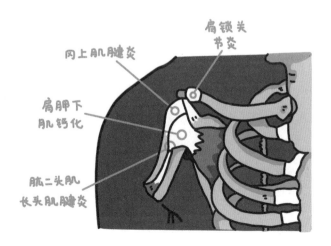

肩关节周围炎有什么症状?

在日常生活中，如果肩膀经常酸痛、肿胀，有时候连手臂抬起都困难，稍微用点力就疼痛难忍，这是患了肩关节周围炎吗？是的，这一般是得了肩关节周围炎，且时间久了产生了粘连，此类情况往往和慢性劳损或局部受凉有很大关系。起初疼痛轻、范围小，之后可发展为大范围的疼痛，致使肩部活动度减少，严重影响日常生活。

肩关节周围炎分3期。早期为炎症瘀滞期，以疼痛为主，表现为充血、水肿或痉挛及炎性反应；中期为冻结僵硬期，表现为关节滑膜及邻近组织缺血、坏死、炎性粘连和进行性肌萎缩、肌挛缩或局部组织机化和瘢痕化，以肩关节活动受限为主；后期为肩关节缓解期。

肩关节周围炎和肩袖损伤有什么区别?

肩周炎的症状以肩关节肌腱炎症、粘连，肌腱和关节囊壁的粘连为主；肩袖损伤则以肱二头肌腱撕裂、断裂为主，是肩关节周围的肌腱在运动过程中发生的损伤。肩袖由冈上肌、冈下肌、小圆肌和肩胛下肌的肌腱组成，4条肌腱中的任何一条受到损伤，即为肩袖损伤。

中西医结合治疗肩关节周围炎

急性期治疗：疼痛剧烈时，肩关节触痛明显，可用曲安奈德、利多卡因加生理盐水关节腔穴位注射，以消炎止痛。一般注射部位选择肩关节腔内，或肩峰下间隙内，取中医经络腧穴中的肩前、肩髃、臑俞三穴，注射针直刺分别到达三角肌下滑液囊、肩峰下滑液囊、喙突下滑液囊，使药物直达病所，扩张粘连，消除肩关节周围炎症。

慢性期：服药物以祛风活血、通络止痛为主，肩关节周围炎中医证型有风寒湿证、瘀滞证、气血虚证等，各用羌活胜湿汤祛风散寒、温通经络，舒筋活血汤舒筋活血化瘀和八珍汤补益气血。可内服施氏伤科的芷龙蠲痹片，每日3次，每次5粒。其药物组成有羌活、白芷、地龙、细辛、制草乌、醋制延胡索、炒青皮、威灵仙、制胆南星、全蝎、熟地黄、炒白芥子等。有祛风化湿、消肿止痛的作用。可用于治疗风湿痹痛、关节疼痛。外敷施氏伤科的"祛伤膏""宿伤膏"或"风湿膏"，能很好地调理和改善这种病症。

中医如何运用手法治疗肩周炎? 手法治疗中应注意些什么?

手法治疗中，点按肩井、肩髃、曲池、合谷等穴，或向前、向后牵拉肩关节，拇指点揉肩前、肩后部压痛点。拇、示指推揉并按压肱二头肌、冈上肌、冈下肌、大小圆肌及三角肌等5～10 min。肩关节手法治疗以柔和为主，切忌粗暴，以免引起局部组织再次损伤、出血。手法治疗可以松弛挛缩的关节囊，吸收炎症水肿，帮助松解组织粘连。

得了肩周炎，平时生活中要注意些什么?

肩周炎的患者平时需要注意不要做剧烈的运动，但要活动肩部，以避免炎症加重。另外，平时要注意改善肩部的活动度，减弱关节粘连，润滑关节，促进关节的恢

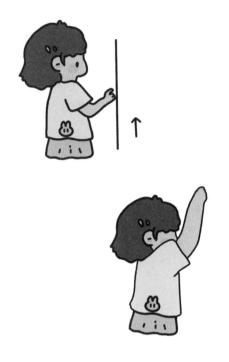

复；还要注意多休息，避免长期疲劳，平时多做一些来回摆动、回转、肩内收等运动，有利于促进疾病的恢复。

肩关节练功活动以鼓励患者作肩外展、前屈、后伸、旋后等动作为主，由于锻炼时会引起患部疼痛，因此医生应事先消除患者顾虑，说明练功疗法的重要性，鼓励患者每日早、晚多加锻炼。如做"手拉滑车""蝎子爬墙"等动作时，当手指达到尽力所能摸到的高度后，应在墙上作好标记，每日循序渐进，1周对照1次，可以衡量肩外展、后伸等活动度的改善情况，增强患者练功的信心。

防护肩关节周围炎平时要注意些什么？

肩关节周围炎患者在防护过程中，应注意以下几点。

（1）夏季避免肩部久吹风扇，有空调房间应远离风口，以防风寒湿邪侵入。

（2）肩关节周围炎患者在各期均可以进行锻炼。在早期可以预防粘连，在中期可以阻止粘连进一步发展，在后期又可以解除冻结。有利于关节功能恢复。活动锻炼应适量，防止过猛、过快、过量，避免新的损伤。

（3）由于骨折引起的肩关节周围炎患者，应待骨折完全愈合后，才能进行适量的手法治疗。

（4）有高血压、心脏病患者，用力不可过猛，需谨慎从事。

巧用天麻治颈椎

【知识点】

颈椎病是由于颈椎间盘及其附属结构病变，刺激或压迫周围脊髓、神经、血管而表现出相应症状和体征的一种常见病。好发人群是睡眠姿势不正确者、长时间低头伏案工作者、有头颈部炎症外伤者和先天性畸形颈椎者等。常见的临床症状有颈项板滞、头晕肢麻、失眠健忘等。通常在医院的骨科、伤科或脊柱外科就诊，通过X线、CT、磁共振可以确诊。

颈椎病的中医治疗包括2个方面，一是中医特色的物理治疗手段，如推拿、针灸、热敷、牵引等方法；二是口服中药汤剂或中成药，通过改善颈椎管内的部分静脉迂曲，达到缓解颈椎内部神经脊髓压迫的疗效。

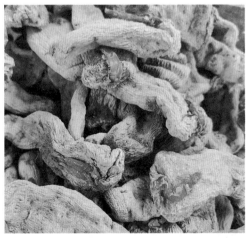

平时我们一说起颈椎病犯了，很多人都会想到天麻这味中药。的确，在中医骨伤科的日常药物治疗中，天麻是一味常用的药材，在颈椎病的发作期以及脑外伤后遗症的康复期，天麻均作为处方中的要药被使用。

中药天麻，为兰科植物天麻（*Gastrodia elata Bl.*）的干燥块茎。味甘，性平；归肝经。具有息风止痉、平肝潜阳、祛风通络的功效。主治肝风内动、惊痫抽搐、头痛眩晕、肢体麻木、手足不遂、风湿痹痛等症。

【小故事】

我国的川鄂、云贵及东北地区均盛产天麻，但四川的天麻最享盛名。川天麻为什么如此出名呢？这里还有个传说呢！

古时候四川某个村子在某一年里突然流行起一种奇怪的疾病。此病发作时头晕目眩，严重时会头痛欲裂、四肢抽搐。村里有个小伙子，他见乡亲们被病疫折磨，就决心出门访求灵药。他历尽千辛万苦，终于在密林深处中发现了一些像马铃薯一样的植物块茎。深山中的老药农告诉他，村里百姓的病就要靠这个药材医治。

小伙子回到村里，把药材熬煮了一大锅，让生病的乡亲们赶紧喝下，乡亲们的病果然逐渐好了。大家又把剩余的药材一年年地繁殖下来。乡亲们说这是天赐之物，又专治头晕目眩、半身麻痹，于是就把这种药材叫做"天麻"了。

【实践园】

临床上颈椎病分很多种类型，当然天麻这味中药也并非"一招鲜"，对于所有类型的颈椎病都有效。相对来说，若治疗椎动脉型颈椎病和交感神经型颈椎病，处方中应用天麻会更加对症。那怎样来判断自己是否属于这2类颈椎病呢？

椎动脉型颈椎病最主要的临床表现是头晕头痛、恶心呕吐，甚至突然昏倒，但旋即清醒如常，而且这种表现常与头部体位变化有关，平卧时眩晕感可以明显减轻。

交感神经型颈椎病，往往与其他类型颈椎病混合存在，也可见头痛头晕，但同时还可出现心动过速或过缓、心前区疼痛、流泪、视力模糊、头面部皮肤麻木等症状。

中医学的瑰宝《黄帝内经》中曾提及："诸风掉眩，皆属于肝。"意思是颈椎病所表现的眩晕及头痛，与肝风和痰湿有关。肝风上扰，气机逆乱，因而见头痛眩晕。若风中挟痰，可出现胸膈痞塞、烦闷、项急拘挛等症状。若痰湿内蕴，督脉遂络阻滞，可出现头眩呕吐，头重不举，甚至猝然昏倒等症状。治宜平肝熄风、重镇潜阳、活血化瘀、苦辛降逆。因此这时方中就需要重用天麻了。

【知识链接】

现在，人工栽培天麻已非常普遍。人们到国内各天麻盛产地旅游时，都不忘购买一些天麻药材回去滋补身体。大家在选购的时候要注意以下几点。

（1）　看外形。质量好的天麻外表为长椭圆形，两端会有瘢痕和芽苞。

（2）　闻气味。如果闻起来有酸性气味，那很有可能是硫黄熏过的天麻，千万不要购买。

（3）　尝味道。质量好的天麻在蒸煮时不容易烂，嚼起来不沾牙齿且有种爽脆感。

同时，不少天麻系列药品也被开发出来，有片剂、粉剂、口服液等各种剂型以方便服用，也很受患者们的欢迎，比如国家非物质文化遗产——施氏伤科的自制制剂"天麻颈脑宁片"，功效为祛风活血、通络止痛。可用于治疗颈椎综合征、脑外伤后遗症等，在临床使用中功效显著。

为什么夏天容易睡不好？

夏天到了，你的睡眠还好吗？是不是觉得睡眠时间缩短了，入睡困难，经常睡不踏实，多梦又早醒？

夏季睡眠时间缩短，与夏季昼长夜短的季节特点有一定关系。中医学云"天人相应"，所以夏季的睡眠时间与其他3个季节相比，入睡时间较晚，睡眠时间较短。如果你的睡眠时间缩短了，但醒后无疲劳感，且白天精力充沛，那就不必纠结睡眠时间的缩短。如果醒后仍有疲乏感，且有白天困倦、精神不集中等情况，就需要进行一定的干预了。

针对短时间的睡眠问题，我们可以通过调整起居习惯和睡眠环境来克服夏季气候等因素对睡眠的影响。

（1）　环境温度。研究发现，随着睡眠的加深，人体体温逐渐下降，而随着人体体温的下降，我们的睡眠会变得更加深沉。如果睡眠时，环境温度比较高，会影响我们体温的下降，那么就可能影响我们入睡和进入深睡眠。夏季适宜入睡的环境温度以 24～25℃为宜，入睡前可以把空调再调高 1～2℃。当然环境温度因人而异，适宜的体感温度也是促进睡眠的因素之一。

（2）　入睡时间。"报复性熬夜"是当代年轻人最常见的现象之一，白天工作繁忙，晚上躺在床上时会觉得属于自己的时间才刚刚到来。入睡时间晚、睡眠时长短，是越来越多年轻人的睡眠常态。研究发现，零点以后入睡的人群患心血管疾病的风险最高，而且经常熬夜打乱了生物钟，容易引起失眠症，所以熬夜和迟睡都会影响健康，这点在女性中更加明显。研究表明，最佳入睡时间是晚上 10～11 时（22～23 点），在这个时间段入睡可以降低心血管疾病的风险，所以为了身心健康，请放下手机尽量早睡。

（3）　饮食。夏季昼长夜短，夜宵是绕不开的美食。一般夜宵进食时间较晚时，容易吃多，造成胃肠负担加重，影响睡眠，即中医所说"胃不和则卧不安"。夏季晚餐进食时间建议不宜晚于晚7点，不宜过饱过饥，以七八分饱为宜，不宜进食辛辣刺激、生冷不易消化的食物。入睡困难的人群，建议少喝或不喝咖啡及浓茶。

（4）　运动。过度运动、运动强度过大、运动时间过长，不仅容易造成运动伤害，同时大脑会因过度兴奋而影响睡眠。夏季户外运动时间以早上6～7点和晚上8～9点最佳（入睡前2小时内不宜运动）。运动强度应根据个人身体情况而异，每次30～40分钟为宜，每周3～5次。对于老年人来说，传统功法如太极拳、八段锦、练功十八法等，既能强身健体，又能帮助睡眠。

（5）　合理午睡。午睡既可以恢复体力和脑力，提高下午的工作效率，还可以提高夜晚的睡眠质量。午睡的时间在午饭后，中午12点到下午1点最为适宜，一般午睡时间为20～30分钟，不超过1小时，午睡时间过长反而会影响夜间睡眠的时长和质量。对于失眠者来说，午睡会减少夜间睡眠的驱动力，加重入睡困难的情况，所以不提倡失眠者午睡，这样就可以通过减少非睡眠时间来提高夜间的睡眠质量。

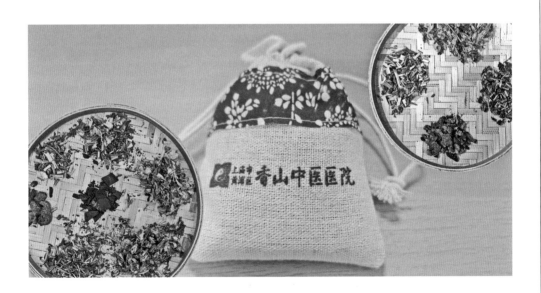

一膳：绿豆百合汤

功效：清热解暑、养阴润肺、清心安神

适宜人群：暑热烦渴者、肺热咳嗽者、失眠多梦者

禁忌人群：脾胃虚寒者、便溏泄泻者

制作方法：准备适量的绿豆、鲜百合，并清洗干净。在锅中加绿豆和水，大火煮开，转小火煮半小时左右加入百合，继续煮 15 分钟左右，即可关火盛出。

一饮：玫瑰花茶

功效：疏肝理气、解郁

适宜人群：工作压力大，经常觉得情绪低落，焦虑者

禁忌人群：阴虚火旺者

制作方法：取玫瑰花 3～5 朵，冷水清洗后，热水冲泡。

一穴：安眠穴

位置：位于后项部，在翳风穴和风池穴连线的中点

功效：安眠穴是经外奇穴，可镇静安神

适宜人群：失眠症患者，入睡困难者，睡眠轻、浅患者

一物：安神香囊

功效：宁心安神

适宜人群：入睡困难、多梦易醒者

禁忌人群：对药物成分过敏者

制作方法：取适量合欢花、玫瑰花、百合、远志、薰衣草、砂仁等，磨粉装入香囊，放置于床边或枕边。

发现颈动脉斑块怎么办? 莫慌!

一位中年女性患者来中医内科门诊就诊,她说:"医生,麻烦你帮我看一下报告,检查出来左侧颈动脉有斑块,是不是很严重啊? 会不会脑梗啊? 平时需要注意点什么? 要不要吃点什么药?"她拿出一张体检的颈动脉超声报告单,一个问题接一个问题,看起来十分的焦虑和不安……确实,颈动脉斑块是需要我们引起重视的问题。

如果发现颈动脉斑块怎么办呢? 请不要过度紧张。下面我们来讲讲该如何正确认识它。

什么是颈动脉斑块?

颈动脉斑块是颈动脉粥样硬化的表现,由于动脉血管壁增厚,管腔内变窄,血管弹性减弱,血脂代谢出现紊乱,进而一些脂类物质会沉积在血管壁上,形成斑块。简单地说,斑块就像水管中的污垢一样,随着时间推移,如果

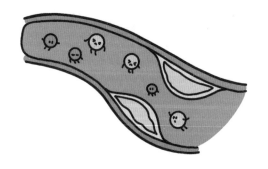

不及时清理，污垢就会越积越多，慢慢水管壁越来越厚，管道内越来越窄，就会影响水流的通畅，甚至可能堵住管道。

颈动脉斑块严重吗？

首先，要看斑块造成的血管狭窄程度，如果颈动脉斑块狭窄率低于50%，那么一般不会造成什么大的影响，可能不会出现临床症状，每6个月或1年定期复查1次即可，或根据情况给予药物干预；如果颈动脉斑块狭窄率大于50%，甚至在70%以上，同时出现头晕、头痛、视物模糊等脑供血不足的症状，那么就需要及时进行药物干预，甚至进行颈动脉内膜剥脱术或颈动脉支架成形术治疗。有统计研究表明，50% ～ 75%的脑梗死和颈动脉狭窄有关，由此可见，颈动脉狭窄可能造成十分严重的后果，而动脉斑块造成的狭窄程度越高，心脑血管疾病的发生率就会越高，故需要引起足够重视。

其次，评估动脉斑块是否会造成危害还需要关注它是否稳定，斑块可以分为硬斑块、软斑块和混合型斑块。软斑块表面可能附着较小的纤维蛋白或血栓，相对不稳定，容易脱落或破裂，血栓随着血流移动就可能造成脑血管堵塞，引起脑梗死；而硬斑块则相对稳定，不易脱落。

因此，颈动脉斑块造成的狭窄程度高，或斑块是软斑块，都是需要特别重视的因素。

发现颈动脉斑块如何自我调治？

颈动脉斑块除了受年龄、性别、遗传等因素的影响，更重要的是与高血脂、高血压、高尿酸、高血糖、高同型半胱氨酸、吸烟等危险因素密切相关。因此，斑块的防治策略离不开日常饮食、运动和起居等生活方式的调整。

（1）调整饮食。建议低油、低盐、低糖，适当多吃些新鲜蔬菜、豆类、谷类、橄榄油、亚麻籽油等健康食品，少吃肥甘油腻食物。

（2）适当运动。建议每周进行适量的运动，如快走、慢跑、游泳、太极拳、八段锦等都是有益的。

（3）戒烟限酒。吸烟是造成动脉硬化的重要病因之一，是心脑血管疾病的高危因素，故应戒烟，同时饮酒也要适量。

（4）控制体重。肥胖或超重容易造成内分泌紊乱，适当减重、减脂，有益于预防动脉硬化，减少动脉斑块形成。

（5）按时用药。一些需要药物治疗干预的颈动脉斑块者，应根据自身的病情按时服用降脂药、抗血小板药、降压药或降糖药等，以调脂稳定斑块、抗血栓形成，并定期复查相关指标。

中医如何干预颈动脉斑块？

中医并没有"颈动脉斑块"的说法，但颈动脉斑块多属中医"眩晕""中风""厥证""痰瘀""痰浊"等范畴，主要与先天遗传、饮食不节制、思虑过度、缺乏运动、劳累过度等因素相关，会造成腑脏气机紊乱，脾胃运化功能失调，以致脂浊内生、痰浊内阻、气滞血瘀、痰瘀互结的情况，继而形成颈动脉斑块，中医认为此病症多与血瘀、痰湿、本虚等关系密切。

根据中医望闻问切、四诊合参的诊疗手段从局部结合人的整体，对颈动脉斑块患者进行针对性的个性化调治，能够起到一定的疗效。可以采用的治疗方法较为丰富，包括中药汤剂、中药茶饮、针灸、药膳食疗等。下面针对颈动脉斑块者的不同证型介绍几款中药茶饮，供大家平时选用，能够起到一定的防治作用。

（1） 痰湿型：可见头晕乏力，记忆力减退，肢体困重，形体肥胖，痰多，腹胀，胃口差，舌苔厚腻等症状。

陈皮茯苓薏米茶：取陈皮 6 g、茯苓 15 g、生薏苡仁 30 g，加入清水适量，每日 1 剂，水煎当茶饮。

功效：理气化浊、健脾渗湿。

备注：孕妇不宜服用。

加减：气虚明显者，如乏力、气短、易腹泻、舌边有齿印等，可在上三味中加入党参 9 g、山药 15 g，一起煎服，加强健脾益气的作用。

（2） 血瘀型：可见头痛，胸胁胀闷，心慌胸痛，身体刺痛，痛处固定，面色或口唇偏暗，女性月经色暗有血块、痛经或闭经，舌暗红或紫暗，有瘀斑等症状。

丹参川芎山楂茶：取丹参 6 g、川芎 6 g、生山楂 15 g，加入清水适量，每日 1 剂，水煎当茶饮。

功效：行气活血、化瘀止痛。

备注：出血性疾病者、孕妇、经量过大者经期不宜服用。

（3） 痰瘀互结型：以上痰湿型和血瘀型的症状相互夹杂。

陈皮茯苓丹芎茶：取陈皮 6 g、茯苓 15 g、丹参 6 g、川芎 6 g，加入清水适量，每日 1 剂，水煎当茶饮。

功效：行气活血、健脾化湿。

备注：出血性疾病者、孕妇及经量多者经期不宜服用。

通过以上的介绍，我们对颈动脉斑块有了一定的认识，也大致知道了该如何正确干预。

现在继续回到前文的那位患者，她的左侧颈动脉有一处斑块形成，为硬斑块，狭窄率低于 50%，可以不用过度担心。她有 2 型糖尿病、高脂血症病史，平时有头晕乏力，精神不济，胃口一般，大便不成形，形体偏胖，舌淡红、有齿印、苔白腻等症状，属于脾虚痰湿的类型。因此，建议她服用他汀类药物以降脂稳斑，服用阿司匹林抗血小板聚集，预防血栓形成，降低脑血管疾病的发生率；同时给予中药汤剂（经典名方参苓白术散加减）健脾化湿、化痰通络，从局部结合整体进行个性化的干预，嘱咐其注意饮食、运动、起居等相关事项，并每半年到1年定期复查颈动脉多普勒超声，观察颈动脉粥样硬化的情况。

眩晕症: 6是6, 9是9, 69不掉头

　　近日有位老年女性患者就诊，诉说自己晕乎乎的症状已经很久了。她是一位典型的良性阵发性位置性眩晕（BVVP）患者，发病时，眩晕可持续10～20秒，在做躺下、坐起2个动作时症状均会发作，伴有扭转、向上、向地性眼震。患者有轻度高血压病史。经过手法将耳石颗粒复位后，症状缓解比较明显，目前仍需口服倍他司汀（敏使朗）。初诊的时候，发现患者眩晕症状并不严重，但对病症已经表现出恐惧心理，平时大便干结，睡眠不好，易醒多梦，有时候入睡特别难，还偶尔有口苦咽干之感；察其舌象表现为舌红，苔薄，中有裂纹，切脉可及脉如琴弦。从肝论治，拟舒肝理气、滋阴潜阳之法，经过一段时间的调养，患者终于恢复正常的生活。

头晕就是眩晕吗?

　　眩晕，是感觉到周围环境在运动或者有自身旋转感，有时患者有不稳感，尤其是在行走和站立的时候，主要表现是头脑不清醒，感觉天旋地转，走路不稳。"眩"是指视物昏花或眼前发黑；"晕"是指自感身体或外界景物旋转摆动，站立不稳。二者常同时发生，故统称为眩晕。

眩晕和头晕有一定的区别，一般来说头晕并没有外界环境或者自身旋转的运动感觉，头晕无"眩"感。

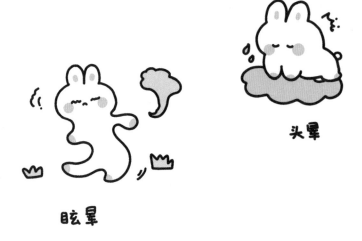

头晕

眩晕

头晕到底是不是高血压引起的？

眩晕症的原因非常多，血压异常、血糖异常、贫血、精神焦虑、抑郁、前庭系统疾病、脑供血不足、脑血栓、脑出血、脑瘤、颈椎病等，都可以导致眩晕症。

通常认为眩晕症状主要来源于前庭系统障碍，失衡症状主要来源于神经感觉系统障碍，晕厥前症状主要来源于心血管系统障碍，非特异的头重脚轻症状主要来源于精神障碍、药物不良反应等。

（1）前庭系统疾病。其中反复发作的有 BVVP、前庭偏头痛、梅尼埃病和前庭阵发症，单次发作且呈持续性的是后循环卒中和前庭神经炎。

（2）脑部疾病经常导致中枢性眩晕。常常见于椎基底动脉系统短暂性脑缺血发作，脑干、小脑的出血、梗死、肿瘤等，可以做头部 CT 或 MRI 进行确诊。

（3）　严重的焦虑、抑郁或者惊恐发作。这时需要服用抗焦虑、抑郁的药物以及进行心理治疗来缓解。

（4）　药物不良反应。链霉素、庆大霉素及其同类药物中毒性损害，可导致眩晕的感觉，多为渐进性眩晕伴耳鸣、听力减退。水杨酸制剂，奎宁，包含氯丙嗪、哌替啶在内的某些镇静安眠药，也可引起眩晕。

有什么办法可以快速缓解头晕吗？

急性发作的头晕，首先要控制症状，及时就医，如BVVP的治疗首选耳石颗粒复位治疗。高血压引起的头晕，要调整降压药物。脑血管病相关的头晕，一般有后循环缺血的病理基础，可以用一些活血化瘀药物改善后循环缺血缺氧。头晕伴随情绪变化、失眠、坐立不安等则需要保持心情愉悦。

怎么样可以预防眩晕症？

眩晕的发生与饮食、劳倦、情志失调等因素有密切的关系，因此预防眩晕的发生，应该避免和消除能够导致眩晕发生的各种内外因素，要坚持适当的体育锻炼、增强体质。

《黄帝内经》中的病机十九条"诸风掉眩，皆属于肝"，认为大部分跟风有关的疾病，或者是导致头晕的疾病，如高血压、颈椎病、梅尼埃病等都可以从肝论治，用疏肝理气、镇肝熄风、滋阴养肝等方式可以到达很好的疗效，春季是一个生发的季节，在春日与肝相关的问题尤其突出，这也导致春天是与肝有关疾病的高发期，故在这个季节调肝很重要。

对于肝气郁结而导致的眩晕，护理上主要以保持心情舒畅、情绪稳定，防止七情内伤为主。对于平时体力比较差、体质比较弱的人群，日常生活中要注意劳逸结合，避免体力和脑力过度消耗。如果是痰浊中阻所致的眩晕，注意平时饮食有规律，防止暴饮、暴食，不要吃肥甘厚腻以及过咸的食物，戒烟、戒酒。

眩晕症患者可以吃三七粉吗？

眩晕症发作时往往伴有恶心、呕吐、胃肠道不适等情况，这个时候应尽量少吃或不吃。

眩晕症明确病因后可进行针对性的饮食调补。高血压病患者针对低盐饮食，低血糖情况下的头晕要迅速补充糖分，可以适当吃清淡的蔬菜和水果，特别是绿叶蔬菜如菠菜、芹菜、油菜、白菜等。脑血管病引起头晕的患者，应尽量吃低热量、低胆固醇的食物，可以吃鸡蛋、鱼类，油炸食品、动物内脏等不能吃。贫血等原因引起头晕的患者，可以适当吃红枣、小豆、桂圆、菠菜、鸡蛋、奶制品、木耳等，可以吃含维生素较高的水果，如苹果、西瓜、芒果、山竹、草莓等。

三七粉是用三七根打成的粉。三七，性温，味甘、微苦，入肝、胃、大肠经。1912年版《中国医药大辞典》记载：三七功用补血，去瘀损，止血衄，能通能补，功效最良，是方药中之最珍贵者。三七生吃，去瘀生新，消肿定痛，并有止血不留瘀血，行血不伤新的优点；熟服可补益健体。对于后循环缺血引起头晕的患者，适量服用可起到抗血小板聚集、抗血栓的作用，但其性温，阴虚内热者不宜久服。

需要注意的是，患者常常伴有虚实夹杂的体质，单味中药的效果有限，需要配伍使用平肝祛风药物，如天麻、防风、僵蚕、羌活；疏肝解郁药，如柴胡、薄荷；镇肝熄风药，如钩藤、磁石、代赭石；滋阴补肝药，如山茱萸、枸杞等。

下篇

中药课堂

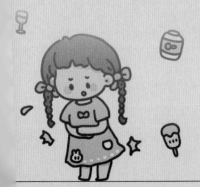

一池蓝花起　再续青黛缘

　　青黛，东方禅韵，静，雅。静谧色彩，蓝绿渐变，始于东方青色。青黛，从名为"蓝"的植物中提炼出来，却比蓝草的颜色更青，这便是荀子《劝学篇》中"青，取之于蓝，而青于蓝"的由来。这种靛蓝色的粉末是古典文化中黛色的缘由，它拥有略施粉黛的含蓄，亦含远山如黛的清幽，却令人意外地来源于本草。

　　青黛最早见录于《开宝本草》："青黛，从波斯国来，及太原并庐陵、南康等染淀，亦堪敷热恶肿，蛇虺螫毒。染瓮上池沫紫碧色者，用之同青黛功。"《本草蒙筌》记载"泻肝，止暴注，消上膈痰水，驱时疫头痛，敛伤寒亦斑，水调服之"。《本草纲目》记载"去热烦，吐血、咳血，斑疮，阴疮，杀恶虫"。

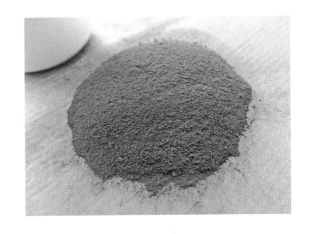

何谓青黛？

　　青黛为爵床科植物马蓝 [*Baphicacanthus cusia*（Nees）Bremek.，亦称"板蓝"]、蓼科植物蓼蓝 [*Persicaria tinctoria*（Aiton）Spach] 或十字花科植物菘蓝

（*Isatis tinctoria* Linnaeus）的叶或茎叶经加工制成的干燥粉末、团块或颗粒。有蓝露、靛花、淀花、靛沫花、青缸花、青蛤粉、靛青花等名称，具有清热解毒、凉血消斑、泻火定惊之功。可用于治疗温毒发斑、血热吐血、胸痛咳血、口疮、痄腮、喉痹、小儿惊痫。青黛不溶于水，不宜入汤剂，宜做丸散剂服用。《本草从新》记载"中寒者勿使"。

《药典》规定，药用的青黛只有3种植物来源。

（1）马蓝：多年生草本，高 30 ～ 70 cm。干时茎叶呈蓝色或黑绿色。根茎粗壮，断面呈蓝色。花期 6 ～ 10 月，果期 7 ～ 11 月。

（2）蓼蓝：一年生草本，高 50 ～ 80 cm。茎圆柱形，分枝或不分枝，无毛，具明显的节。花期 7 ～ 9 月，果期 8 ～ 10 月。

（3）菘蓝：二年生草本，高 40 ～ 100 cm；茎直立，绿色，顶部多分枝，植株光滑无毛，带白粉霜。花期 4 ～ 5 月，果期 5 ～ 6 月。

炮制工艺的演变

蓝染技法始于周代，成熟于秦汉，《神农本草经》云"取蓝之果实，称之为'蓝实'，被列为上品"。北魏《齐民要术》详细记载了制靛之法。到了唐代，《药性论》首载青黛。宋代外科名著《疮疡经验全书》，首次提及青黛"水飞"后使用。明代《本草纲目》对青黛的炮制工艺有了更详细的记载："南人掘地作坑，以蓝浸水一宿，入石灰搅至千下，澄去水，则青黑色。亦可干收，用染青碧。其搅起浮沫，掠出阴干，谓之靛花，即青黛。"由此可知，明代将粗靛打捞起的浮沫——靛花视为青黛正品。清代《本草述钩元》"水飞去脚绿，中有石灰，宜飞净服饵也。若外敷，则靛亦可用，并其脚不去亦可"，更深入补充了青黛水飞与用药途径的关系。

青黛从染料制靛到本草蜕变的转变历程

染料靛

《周礼天官》《淮南子》《齐民要术》译载造靛法   《天工开物》发展造靛法

· 蓝染技术始于周代，成 · 制靛原料   · 增加发酵时间
  熟于秦汉   · 发酵时间   ----------→   · 增加石灰用量
      《劝学》   · 加石灰量
· 青，取之于蓝而青于蓝   · 打靛时间

周	秦汉	南北朝	唐	宋	明	1949年至今

《药性论》   《疮疡经验全书》   《证治准绳》   当归龙荟丸研究

· 药用青黛 · 首次提出   · 强调水飞澄去灰土 · 青黛及靛玉红抗
  自波斯来   水飞使用   慢性粒细胞白血
· 解小儿疳热   《本草纲目》   病作用的发现
                     · 完整记录炮制方法

药用靛

现代对青黛常用的炮制方式有2种。

（1）传统加工：以马蓝植物为加工原材料，将采收的马蓝茎叶置大池内，引入河水，将其完全淹没，浸泡数日，池液呈污绿色时捞出残渣，投入石灰充分搅拌，待池液呈深蓝色时，捞取液面泡沫晒干，即为青黛，质量最佳。池底形成的沉淀物为"蓝靛"，主要用作染料。将"蓝靛"转移至"小池"中，二次静置，即得"粗靛"，粗靛经过水飞精制得到青黛，质量较次。

（2）水飞加工：取净青黛置研钵内，加适量清水，混合研细，复加入清水，缓慢搅动，使细粉悬浮，另倒入器皿，待沉淀后，倒去清水，将沉淀的粉末晒干，研细。

青黛商品规格分为3个等级：特级、甲级、乙级。靛蓝含量在3%以上者为特级；在2.4% ～ 3.0%者为甲级；在2% ～ 2.4%者为乙级。

溯本同源

青黛的来源植物之一菘蓝也是板蓝根和大青叶的来源，三者同出一物，均有清

热、解毒、凉血之功效，但因使用部位和加工方法不同，功效各有侧重。大青叶凉血消斑力强，对瘟病毒盛发斑者较为适宜；板蓝根解毒利咽效果显著，对感冒而致咽喉肿疼、头面红肿者较为适宜；青黛则清肝定惊功胜，对肝火犯肺咳嗽及温病抽搐者较为适宜。

青黛作为一种传统的中药，在《药性论》《简便单方》《本草纲目》等史书中都有记载，主产于四川、福建、江苏、云南等地。但福建仙游县所产的品质最佳，资源丰产量大，被誉为"建青黛"，是福建的道地药材之一，质量居全国同类产品之冠，具有较高的药用价值。这完全得益于一套完善而独特的传统提炼技法，最大限度地保留了其有效成分，是一项传承有序而具有极高实用价值的传统技艺。

药效成分与广泛应用

青黛的主要成分有靛玉红、靛蓝、异靛蓝、色胺酮等。现代研究表明，青黛具有解热、调节免疫力、杀菌、抗肿瘤、抗炎等药理作用，而且对于溃疡性结肠炎、银屑病、急性早幼粒细胞白血病、桥本甲状腺炎等有明显疗效。

传统应用：青黛最早起源于印度，波斯人常用于染发，传入中国古代后，妇女用来画眉。自唐代以来，青黛可以用于治疗发烧、咳血、小儿惊厥、口腔溃疡和喉咙痛等，效果显著。

现代应用：青黛广泛应用于医疗保健、美容美发等日常化妆品、印染等化学工业、农业兽药等领域。

临床应用：青黛从古至今应用均涉及的专科领域主要包括五官科、皮肤科、消化科、感染科，并以炎性疾病为主，青黛治疗银屑病、带状疱疹等皮肤疾病多采用口服，治疗溃疡性肠炎则多采用灌肠、镜下喷药等外用治法。

　　青黛是一味应用时间长达千年、疗效显著的中药，具有悠久的炮制历史和颇多药用价值，被广泛作用于中医临床治疗，以及各领域行业的扩大应用，如果我们能够正确使用和看待这味中药，就会获得不同的良好效果。

诗经中的"蝱"——贝母

　　"贝母"最早以"蝱"（méng）之名记载于春秋时期许穆夫人的《诗经·鄘风·载驰》中："陟彼阿丘，言采其蝱。女子善怀，亦各有行。许人尤之，众稚且狂。"这里的"蝱"指的就是贝母草。采蝱治病，喻设法救国。

　　在历史上，贝母还有其他的别名，如，"贝父""苦花""苦菜"等。因其形状成卵圆形，形似中国最早的钱币贝子（商代使用的货币贝壳），因此而名贝母，其鳞茎供药用。

　　贝母的药用记载最早可以追溯到春秋战国时期的《万物》，其中记载"贝母已寒热"。南北朝时期陶弘景编著的《本草经集注》记载："形似聚贝子，故名贝母，能止咳化痰、清热散结之功。"唐代苏敬《新修本草》描述："贝母，味辛、苦，平、微寒，无毒。"明代李时珍《本草纲目》亦有记载，贝母，主治胸膈郁积、化痰降气、止咳解郁、小儿百日咳、乳汁不下、目昏等等。至清代赵学敏《本草纲目拾遗》正式将川贝母与浙贝母明确分开，谓"川味甘而补肺，不若用象贝治风火痰嗽为佳。若虚寒咳嗽，以川贝为宜"。清代医家张璐《本经逢原》亦认为"贝母，川者味甘为佳"；吴仪洛《本草从新》则载"川产开瓣，圆正底平者良"。有关贝母的入药历史相当悠久，被广泛记载在各类古代文献中。贝母作为一个常用的中药材，有诸多"兄弟姐

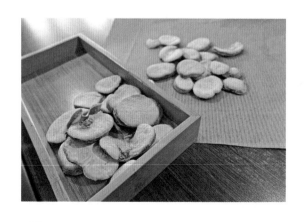

妹"，分别为川贝母、浙贝母、平贝母、伊贝母、湖北贝母。但是临床应用以川贝母、浙贝母为主，其他3种应用很少。

本草药用——川贝母与浙贝母

川贝母为百合科植物川贝母、暗紫贝母、甘肃贝母、梭砂贝母、太白贝母或瓦布贝母干燥鳞茎。按性状不同分别习称"松贝""青贝""炉贝"和"栽培品"。主产于四川、西藏、云南等省区。4种川贝母性状各有特色，让我们来详细了解一下。

（1）松贝：呈类圆锥形或近球形，表面类白色，外层鳞叶2瓣，大小悬殊，大瓣紧抱小瓣，习称"怀中抱月"。

（2）青贝：呈类扁球形，外层鳞叶2瓣，大小相近，相对抱合。

（3）炉贝：呈长圆锥形，表面类白色或浅棕黄色，有的具棕色斑点，形成虎纹，习称"虎皮贝"。外层鳞叶2瓣，大小相近，顶部开裂而略尖，呈马嘴状，称为"马牙嘴"。

（4）栽培品：呈类扁球形或短圆柱形，表面类白色或浅棕黄色，稍粗糙，有的具浅黄色斑点。外层鳞叶2瓣，大小相近，顶部多开裂而较平。

功效：清热润肺、化痰止咳、散结消痈。用于治疗肺热燥咳，干咳少痰，阴虚劳嗽，痰中带血，瘰疬，乳痈，肺痈。

浙贝母为百合科植物浙贝母的干燥鳞茎。初夏植株枯萎时采挖，洗净。大小分开，大者除去芯芽，习称"大贝"；小者不去芯芽，习称"珠贝"。是被浙江省列为"浙八味"之一的道地药材。

功效：清热化痰止咳、解毒散结消痈。用于治疗风热咳嗽，痰火咳嗽，肺痈，乳痈，瘰疬，疮毒。

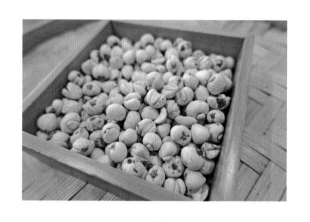

贝母于夏、秋二季或积雪融化后采挖，除去须根、粗皮及泥沙，晒干或低温干燥。《雷公炮炙论》言："凡使贝母先于柳木灰中炮令黄，擘破，去内口鼻上有米许大者心一小颗后，拌糯米于磓（古同"碛"，意为坚石）上同炒，待米黄熟，然后去米，取出。"《本草述钩元》云："姜汁泡，去心。"

　　川贝母苦甘微寒气清，可用于治疗脾虚久咳，痰少咽燥，风热咳嗽不息，最常用于痰火郁结、咯痰黄稠者，兼有润肺之功。多用于肺虚久咳，痰少咽燥等症，可与沙参、麦冬、天冬等养阴润肺药配伍。浙贝母无润肺之功，肺虚久咳者慎用。苦寒较重，开泄力大，清火散结作用较强，多用于外感风热或痰火郁结的咳嗽。据统计，《药典》中止咳祛痰平喘类处方有55个，其中用到川贝母的为17个，占31%，用到浙贝母的10个，占18%。另外，川贝母、浙贝母皆有清热散结的功效，但浙贝母较优。浙贝母常与玄参、牡蛎配伍治瘰病，即消瘰丸；治疮痈、乳痈，常与蒲公英、天花粉、连翘等配伍；治肺痈，可与鱼腥草、鲜芦根等同用。此外，近年来又以浙贝母治疗甲状腺腺瘤，常配伍夏枯草、海藻、昆布、莪术等品应用。

药效成分与临床应用

　　现川贝母中主要有效成分为异甾体生物碱与甾体生物碱，川贝母中已经分离并确定结构的生物碱成分有100余个化合物，其中异甾体生物碱所占比例最多，大约为75%，其次为胆甾衍生物。众所周知，川贝母不仅具有良好的止咳化痰功效，而且能养肺阴、宣肺、润肺而清肺热，是一味治疗久咳痰喘的良药，其平喘机制一般认为与其松弛支气管平滑肌，减轻气管、支气管痉挛，改善通气状况有关。因此，在许多治疗急性气管炎、支气管炎、肺结核等疾病的中药方剂或中成药制剂中都有川贝母，如蛇胆川贝露、川贝枇杷露等，这样会增强治疗疾病的效果。除此之外，川贝母还有降压、抗炎、抗溃疡、抗氧化等多种药理作用。

浙贝母主含贝母素甲（浙贝甲素）、贝母素乙（浙贝乙素），有镇咳、平喘、祛痰和松弛气管平滑肌、抗炎、逆转细菌耐药、抗溃疡、镇痛、镇静等多种药理作用。其中镇咳祛痰、抗肿瘤等药理作用均与浙贝母中所含生物碱有关。

贝母亦可用于食疗保健，具体食疗方如下。

（1）　川贝母冰糖雪梨：具有清热化痰、润肺止咳、开郁散结的功效。适用于燥咳，痰少色黄、痰液黏稠或者久咳无痰者。

（2）　川贝母陈皮瘦肉煲：化痰止咳、健脾开胃，尤其适合久咳之人，对于肺热燥咳、干咳、虚劳咳嗽者适宜。

（3）　川贝粥：健脾益气、润肺止咳。可用于治疗慢性气管炎、肺气肿、咳嗽气喘等症。

使用时需注意以下事项。

（1）　不宜与川乌、制川乌、草乌、制草乌、附子同用。平常服用乌头类中药的患者应禁用。

（2）　脾胃虚寒及痰湿的患者不宜使用川贝母。

（3）　寒性咳嗽的患者应慎用川贝母。

花中黄金——西红花

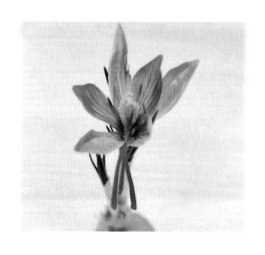

11月初，当天气入秋寒意渐浓的时候，美丽、圣洁的西红花正在竞相开放。其叶丛纤细，花朵娇柔优雅，淡紫色的花瓣包裹着嫩黄色的花蕊，中间结出了鲜红色的花丝，娇艳欲滴，煞是迷人。

西红花，又称藏红花、番红花，为鸢尾科植物番红花（*Crocus sativus* L.）的干燥柱头。西红花原产地为希腊、西班牙和伊朗等国家，据《本草纲目》记载，在汉代时期西红花就经印度、尼泊尔，通过西藏传入我国，现上海、浙江、四川、北京、山东等地区均有栽培。

西红花药用的部分是紫色花朵中雌蕊花柱的柱头，但由于西红花开花时间短、花丝容易受损，故目前仍以人力采摘为主，往往100多个干柱头才能收取1 g西红花药材，因此，西红花十分稀少、贵重，被称为"花中黄金"。

采后加工工艺对西红花的品质及有效成分的损失程度有直接影响，是西红花种植过程中重要的环节之一，合理有效的采后加工方式可以提升西红花产量及品质。西红花的采后干燥方式主要有阴干、风干、烘干、晒干等，每种方式都有各自的优势，同时也有各自的缺点，因此需要根据所处的地域特征、气候特征等条件，选择合适的干燥方法。

经常有人将西红花和红花混为一谈，其实，它们是2种不同的植物。虽然都是花，但从颜色来看，红花大红，而西红花红得发紫；从外形来看，红花是管状花瓣，而西红花是线状花蕊；从功效来看，虽然它们都可作为药物使用，但红花辛温，活血通经、消肿止痛，性相对较烈，而西红花甘寒，除了活血化瘀、通经止痛外，还能凉血解毒、解郁安神。西红花的很多疗效都是红花不具备的，接下来就让我们详细了解一下吧！

西红花的神奇功效

西红花的主要成分包括单萜类、二萜类、三萜类、四萜类及其衍生物，还有少量黄酮类、酚酸类、蒽醌类、生物碱类等，药理活性广泛，具有较好的开发利用前景，临床应用范围广。

（1）　调节内分泌：西红花常用于提高人体免疫力，同时还能促进全身血液循环供给，提高血液的携氧能力，起到辅助调节内分泌的作用。

（2）　活血化瘀：西红花入心经、肝经，具有活血化瘀的作用。可用于女性的痛经、闭经。西红花治疗各种跌打损伤、疼痛也有奇效，但是一定要在专业医生的指导下使用。

（3）　保肝利胆：西红花的主要活性物质西红花酸，可以降低胆固醇并增加脂肪的代谢，同时西红花可通过改善人体微循环，促进胆汁的分泌和排泄，从而降低异常增高的球蛋白和总胆红素，可用于慢性病毒性肝炎后肝硬化的治疗。

（4）　安神解郁：西红花可以改善血氧供给，有安心养神的功效。

（5）　治疗心脑血管疾病：现代医学研究发现，适量的西红花对人体心脏能起到保护作用，能降低高血压，对心肌梗死、脑梗死等心脑血管疾病有着显著的疗效。

（6）　抗肿瘤：近年来随着国内外对西红花抗肿瘤研究的深入，针对其抗肿瘤活性及作用机制的报道愈发全面。西红花中的活性成分不仅可以抑制多种肿瘤细胞株的增殖，还能增强化疗药物的疗效，此外，西红花还可在一定程度上逆转肿瘤细胞耐药性、减少放化疗产生的不良反应等，显示出一定的临床抗肿瘤应用前景。

（7）对循环系统的作用：西红花萃取物对呼吸有兴奋作用，在常压缺氧的条件下，可增强细胞内的氧代谢功能，提高心脏的耐缺氧能力，在一定程度上减弱剧烈运动对心肌细胞的损伤，对心脏有一定的保护作用。

（8）对肾脏的作用：西红花可使肾毛细血管保持通畅，增加肾血流量，促进炎症损伤的修复。

教你辨真假

俗话说，物以稀为贵。那么该如何鉴别西红花的真伪呢，一起来学几招吧！

（1）水试法：取样品西红花 3～4 根，入水后可见橙黄色，并且直线下沉，逐渐扩散，水溶液为黄色而非红色，通透明亮无沉淀，且水面无油状漂浮，用棒搅动不易碎断，则为真品。

（2）擦拭法：取样品西红花花丝，在白纸上用力摩擦，然后看擦拭痕迹的颜色，真品西红花的痕迹显黄色或橘黄色，染色的假西红花擦拭痕迹显红色。

（3）按压法：取少量样品，放在 2 层纸之间用力按压，然后观察纸上面是否有油渍。如果有油渍则说明是浸油增重的假西红花。

（4）摩擦法：取样品 1 根，蘸适量水之后再于白纸上摩擦，如痕迹为黄色则为真品，若为红色则是伪品。或者将浸泡过的西红花置于手上碾搓，正品西红花手上碾搓不碎，而伪品变成糊状。

西红花使用小贴士

1. 常见使用方法

西红花多用来泡水喝：取 3～8 根西红花置于干净的玻璃杯中，用开水冲泡西红花。静置数分钟后饮用。续杯四五次后连同花丝一起服下。

此外，西红花茶中可加入适量蜂蜜，蜂蜜补中、润燥、止痛、解毒，可用于治疗脘腹虚痛、肺燥干咳、肠燥便秘，外治疮疡不敛、水火烫伤；可加入适量枸杞，枸杞滋补肝肾、益精明目，两者同用可以疏肝解郁、疏通气血；可与红枣同服，红枣有补气益中、安神养血的功效，两者搭配不仅能调养全身血液，也可大大增强安神效果。

2. 使用注意事项

（1）　西红花不可大量服用，特别是作为养生保健用，否则可能会出现皮肤溃疡等出血情况，还容易导致内分泌紊乱。

（2）　经期不宜服用。因为西红花活血化瘀的作用极好，经期服用容易导致出血过多，造成月经量过大。

（3）　孕期不宜服用。西红花能兴奋子宫、促进子宫收缩，增加流产概率。

（4）　有出血倾向者不宜服用。有胃肠或者内脏出血症状的患者，如果服用西红花可能会加重出血。

藿香or广藿香，傻傻分不清

广藿香，别名刺蕊草，广藿香就是我们常说的"藿香"，我们熟悉的藿香正气水、藿香正气胶囊等的主要成分就是它。但是藿香却不一定就是广藿香，是不是有点被绕进去的感觉？下面让我们深入认识一下这味药材，从它的"前世"来慢慢讲起。

本草考证

广藿香，是唇形科植物广藿香的干燥地上部分。枝叶茂盛时采割，日晒夜闷，反复至干。在2020版《药典》里没有藿香而只有广藿香，所以中药藿香的正品即是广藿香。我国最早的药物学专著《神农本草经》中未见关于藿香的记载，据考证关于藿香最早的文献出处可追溯到东汉杨孚的《异物志》，其中载有"藿香交趾有之"，指出了藿香的产地在交趾，即现在的越南。此后诸多本草中均有关于其原产地的记载。晋代嵇含《南方草木状》言"藿香出交趾、九真、武平、兴古诸地"，"九真"等均为越南古代地名。唐书《通典》亦云，"顿逊国出藿香，插枝便生"，"顿逊"，古代南海国

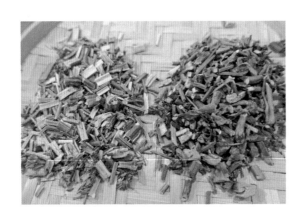

名，故地一说在今缅甸丹那沙林一带，一说在今泰国那空是贪玛叻附近。据查证其后的《嘉祐本草》转引隋代《南州异物志》谓"藿香出海边国"，"海边国"泛指今东南亚沿海诸国。藿香原产地为现今东南亚一带，最早是作为香料使用的，因而我国古代最早应用的藿香应是从越南、马来西亚等东南亚国家传入的一种插枝繁殖的植物。

《本草图经》谓："藿香，岭南郡多有之，人家亦多种。二月生苗，茎梗甚密，作丛，叶似桑而小薄，六月、七月采之，须黄色，然后可收。"并附有"蒙州藿香"形态图。宋代陈承在《本草别说》中记载："（藿香）今详枝梗，殊非木类，恐当移入草部尔。"明代《本草蒙筌》称："岭南郡州人多种之。"李时珍在《本草纲目》中云："藿香，方茎有节，中虚，叶微似茄叶。洁古、东垣惟用其叶，不用枝梗，今人并枝梗用之，因叶多伪故耳。"从以上本草的记载来看，宋代以后广藿香在我国岭南一带已普遍种植，且对其形态特征已有准确的认识和描述。

正如前文所说，广藿香在我国历史上最初并不是作为药物而是作为香料作物为人们所利用。如《嘉祐本草》转引隋代《南州异物志》谓："（藿香）形如都梁（泽兰的别名），叶似水苏（唇形科植物），可着衣服中（作香料使用）。"如今我国部分行业也常把广藿香当作香料植物，用于化妆品、植物精油（定香剂）、火锅底料中，用途十分广泛。藿香药用最早见于南北朝时期陶弘景的《名医别录》中，收载于沉香条下，"治霍乱、心痛"。从方剂来看，藿香药用记载最早可追溯到唐代药王孙思邈《千金要方》卷五中的记述："藿香汤治毒气吐下、腹胀等症。"到了宋代，有"国家药典"地位的《太平惠民和剂局方》收入藿香正气散，主要用于治疗外感风寒证、内伤湿滞证，自此藿香一药开始得到广泛应用。

功效辨析

现如今作为中药材的广藿香属于我国"十大南药"之一，也是多种中成药制剂的重要组成药味，如抗病毒口服液、藿胆丸、小儿感冒颗粒等。广藿香味辛，性微

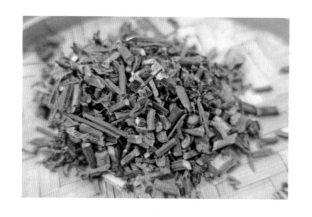

温，归脾、胃、肺经。功效为芳香化浊、开胃止呕、发表解暑。可用于治疗湿浊中阻，脘痞呕吐，暑湿倦怠，胸闷不舒，寒湿闭暑，腹痛吐泻，鼻渊头痛。现代的临床药理研究表明其还有以下作用。

（1）对胃肠的作用：包括调节胃肠运动功能、促进消化液分泌以及保护肠屏障功能。

（2）抗病原微生物作用：包括抗细菌作用、抗真菌作用、抗疟原虫作用和抗病毒作用。藿香中的黄酮类物质具有抗病毒活性，该物质可用来抑制及消灭上呼吸道病原体，即所谓鼻病毒的繁殖增长。在此次预防和治疗新型冠状病毒感染（COVID-19）过程中，广藿香的多种制剂也发挥了一定的作用，许多相关制剂也被收入新型冠状病毒感染的中医诊疗方案。

除此之外，广藿香还有抗炎、镇痛、解热等药理作用。广藿香主要含有挥发油，其中广藿香酮和广藿香醇为其主要成分，所以药效发挥的前提是不要让这些易挥发的成分丢失。由于广藿香醇、广藿香酮含量较高，且因产地不同，二者含量较为悬殊，故国内研究者将不同产地的广藿香分为2个化学型：广藿香酮型和广藿香醇型。前者为广州和肇庆地区产的"石牌藿香"，后者为湛江地区与海南地区产的"海南藿香"。

那为什么说藿香却不一定就是广藿香呢？那就要提到另一种原产于我国的藿香了，即唇形科植物藿香的新鲜或干燥的地上部分，夏、秋二季采收，鲜用或趁鲜切段，晒干，又名土藿香或野藿香，与广藿香同科不同属，二者植物形态差异很大，化学成分也多不相同，藿香挥发油的主要成分是甲基胡椒酚。藿香产于我国大部分地区，因产地不同而有不同名称：产于江苏苏州者为苏藿香，产于浙江者为杜藿香，产于四川者为川藿香，然其大多数野生于山坡、路旁，故亦统称为野藿香。藿香味辛，性微温，归胃、脾、肺经。功效为祛暑解表、化湿和胃，可用于治疗暑湿感冒、胸闷、腹痛吐泻。此类藿香较广藿香味淡，不少人将新鲜的藿香采摘下来之后，用清

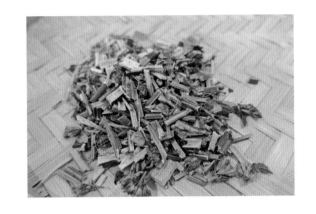

水浸泡1天，然后炒着吃，或是凉拌，或是做成汤等，味道比较不错。

　　从历版《药典》来看，只有1977年版将2种藿香同时收载，而后各版《药典》均只收广藿香，而不收土藿香。所以中药藿香的正品即是广藿香。这也表明了广藿香与土藿香并不能相互替代使用。

淡豆豉做"药材"的今生前世

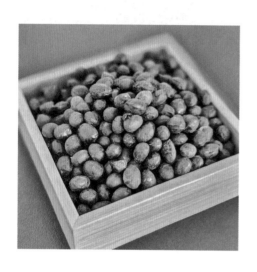

豆豉作为一种特色发酵的豆制品调味料，深受人们的喜爱，烹饪鱼肉时可解腥调味。《随息居饮食谱》言其"和胃，解鱼腥毒……淡豉入药，和中，治湿热诸病"；《本草纲目》言"黑豆性平，作豉则温，既经蒸窨，故能升能散。得葱则发汗，得盐则能吐，得酒则治风，得薤则治痢，得蒜则止血，炒熟则又能止汗"。今天就给大家介绍豆豉家族里的这味特立独行的成员"淡豆豉"。

根据现行版的《药典》记载：制作淡豆豉时须取桑叶、青蒿各70～100 g，加水煎煮、滤过、煎液拌入净大豆1 000 g中，俟吸尽后，蒸透取出、稍凉后再置容器内，用煎过的桑叶、青蒿渣覆盖，闷使发酵至黄衣上遍时取出，除去药渣，洗净，置容器内再闷15～20天，至充分发酵、香气溢出时取出，略蒸干燥，即得。

淡豆豉以黑豆（现行版《药典》中有明确规定）为原料，桑叶、青蒿为辅料，经过微生物的转化发酵而来，味苦、辛，性凉，归肺、胃经，具有解表除烦、宣发郁热的功效，用于治疗外感风热所致之寒热头痛、口渴咽干、烦躁胸闷、虚烦不眠等。既能透散表邪，又能宣散郁热，发汗之效颇为平稳，有发汗不伤阴之说。

本草考证

大豆原产中国，是中华民族"五谷"之一。在长期的栽培食用过程中，先民发现大豆煮熟、发酵后有良好的药用和食用价值。

据考证，淡豆豉始载于汉代《名医别录》中。宋代以前本草文献多称"豉"，历代典籍中有"豆豉""香豉""淡豉""咸豉"等名称，清代以后药名逐渐统一为"淡豆豉"。

朝　代	名　称	出　处
汉	豉	《名医别录》
晋	盐豉	《肘后备急方》
魏晋	豉	《吴普本草》
南梁	豉	《本草经集注》
唐	豆豉	《药性论》
宋	豆豉	《太平圣惠方》
元	香豉	《汤液本草》
明	淡豆豉	《本草原始》
现代	淡豆豉、豆豉、杜豆豉	《全国中草药汇编》

古代食用豆豉的制作方法分为"咸""淡"2种。但同时期，医家大多不区分"咸""淡"豆豉的药性差异，多应用食品豆豉治疗疾病。

唐代，豆豉酿制中加入盐、姜、椒等辅料，解决了素食豆豉不易保存的问题。

至宋元时期，豆豉在酿制中会加入生面粉与麦麸，改进了酿制的工艺，且辅料已达到10种左右，极大地丰富了豆豉的风味和色泽。

明代，医家开始关注"咸"、"淡"豆豉的性味差异，"淡者入药"成为主流观点。

清代以后，医家大多认可"淡者入药"的观点，本草书籍中也应用"淡豆豉"作为药物名称，更是出现了关于豆豉发酵类型的记载。

炮制的历史沿革

豆豉的制作方法始见于《食经》,《齐民要术》中记载相对完善，分为"咸""淡"2种，明代后药用以淡豆豉为主，炮制工艺也有了明确记载。

我国盛唐时期豆豉生产技术曾先后流传到朝鲜、日本以及菲律宾、印度尼西亚等东亚、东南亚国家和地区，演变成纳豆（以枯草杆菌作为发酵的菌种）和丹贝等食品，并成为当地最具特色的传统食品。

全国各地的淡豆豉发酵工艺、方法众多，原辅料和炮制工艺各具特点。目前以《药典》收载的桑叶、青蒿（凉性辅料）发酵工艺为主;《江西省中药饮片炮制规范》采用紫苏叶、麻黄（温性辅料）；京帮采用清瘟解毒汤（白芷、玄参、柴胡、连翘、桔梗、川芎、黄芩、羌活、赤芍、天花粉、葛根、甘草、淡竹叶、生姜）、青蒿（温凉辅料共用）；福州采用五叶液（桑叶、竹叶、枇杷叶、荷叶、苏叶水煎液）作为辅料;《上海市中药饮片炮制规范》采用鲜辣蓼、鲜青蒿、鲜佩兰、鲜苏叶、鲜藿香、鲜荷叶打汁，生麻黄水煎液与鲜药汁合并，还可用于治疗胃脘胀闷，上海市处方中药名"淡豆豉"习惯付"香豆豉"。

《全国中药炮制经验与规范集成》（2017版）一共收载了42种关于淡豆豉的炮制方法，其中有24种方法是直接发酵不经过焖制，有18种方法经过了焖制发酵;《全国中药饮片炮制规范辑要》（2016版）收载了20种淡豆豉的炮制方法，其中，直接发酵和经过焖制的方法各10种。

在发酵时间上各地也有所不同，如"三蒸三晒"和"七蒸七晒"（福州）以及发酵3周等。

药效成分与临床应用

淡豆豉中含有多糖、黄酮类、氨基酸、皂苷类、豆豉纤溶酶等有效活性成分，其中多糖具有抗氧化、降血糖等药理作用；黄酮类具有解热、降血脂、抗肿瘤及抗动脉硬化等药理作用，黄酮作为活性物质，也是质控指标，可监控发酵程度和发酵质量（2020版《药典》以大豆苷元、染料木素作为质控指标）；γ-氨基丁酸具有镇静神经等药理作用，可达到抗焦虑的效果，正好与其"治疗虚烦不眠"的功效相吻合，是活性物质指标（发酵过程转化、生成的新物质）。

淡豆豉常与苦寒清热的栀子合用，临床应用的最早记载来源于《伤寒论》中的栀子豉汤，张仲景治用栀子豉汤，认为"此汤证之虚烦，心中懊恼等，因系热邪内郁所致，故治法重点在清宣郁热"，此汤还可用于风热感冒；与葱白、银翘等解表辛散的药物合用，可用于风寒感冒，如葱豉汤。

淡豆豉在发酵过程，多糖和黄酮类成分会随着微生物代谢发生转化，且含量随着发酵进展呈动态变化。现代研究表明，《药典》版的淡豆豉在发酵过程中，多糖含量在发酵13天和焖制15天时是最高值，总黄酮在焖制9天达到峰值，所以焖制发酵有助于总黄酮的累积，焖制与否对淡豆豉多糖含量影响不明显。闽产的淡豆豉需经过泡-蒸-发酵-晒-露，反复7次发酵过程中，多糖和总黄酮类成分的累积主要集中在前2次发酵中，随着发酵时间延长，多糖和总黄酮类成分会逐渐分解和代谢，因此第二次发酵，多糖和总黄酮类的有效成分会达到峰值。

古人在造豉方面积累了丰富的经验，《本草纲目》记载的发酵方法实际上是经过了8次发酵，比较各种方法所制淡豆豉，是发酵最为充分的类型。那么古法炮制是否适用于现代药典的质量控制标准呢？还有待我们进一步探究。

从"冰台"到"蓟艾"

——艾叶运用的发展史

在端午时节许多家庭都有在家门口挂艾驱邪的风俗。艾是我国劳动人民认识和使用较早的植物，早在西周初年至春秋战国时期的文学作品《诗经》就载有艾，在我国古代第一部词典《尔雅》中，"艾"又称作"冰台"，古人利用冰块打磨出类似凸透镜的工具来对太阳聚光，并将艾碾碎作绒以取火，这便是"冰台"之名的由来。在古代有专人看管火种，并采集草叶取火或保存，这便是《诗经》中"彼采艾兮，一日不见，如三岁兮"的场景。在这一过程中，采集艾、制作艾绒、保存火种的部族成员常常可免受当时一些流行病、传染病的滋扰——这或许就是艾叶"驱邪"的本质。

艾叶为菊科植物艾（*Artemisia argyi* Lévl. et Vant.）的干燥叶。夏季花未开时采摘，除去杂质，晒干。艾叶能温经止血、散寒止痛，可用于治疗吐血、衄血、崩漏、月经过多、胎漏下血、少腹冷痛、经寒不调、宫冷不孕；外用祛湿止痒，可用于治疗皮肤瘙痒。醋艾炭温经止血，可用于治疗虚寒性出血。

本草考证

除开上文所描述的远古"熏艾"的场景，艾叶真正用于治病的记载源自成书不晚于战国时期的《五十二病方》，其中有2处记载：一为灸法，一为熏法。艾叶也是《黄帝内经》中记载的少有的药物之一。东汉著名医家张仲景所撰《伤寒论》《金匮要略》附方中有2个用艾的处方，即"胶艾汤""柏叶汤"。东晋葛洪的《肘后备急方》中收

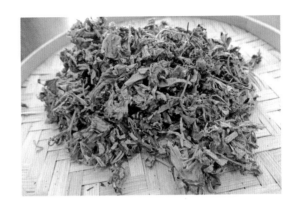

录载有艾叶治病方剂十多条。南梁陶弘景《名医别录》首次正式记载了艾叶作为药物的应用："艾叶味苦，微温，无毒。"唐代孟诜的《食疗本草》中首次有了以艾叶作食疗的记录及作用。明代时期《本草品汇精要》《本草蒙筌》等著作中的录述，以及李言闻、李时珍父子对艾叶的研究应用与记载，渐渐确立了蕲艾的道地药材地位。清代的许多医药著作如《本草备要》《本草从新》《植物名实图考》等均收载艾叶。

炮制的历史沿革

汉代《华氏中藏经》中最早提出了艾叶"炒"的炮制方法，随后，在唐代《千金要方》中提出了"烧"的炮制方法，其后的医书中大多都记述了艾叶各种不同的炮制方法。综合古代艾叶的炮制方法，主要有炒、烧、熬、煮、焙、制绒。

（1）炒法：如前述，汉代《华氏中藏经》最早提出"炒"，后世诸多医书都有相同记载，而炒法又有不同的要求，如宋代《太平惠民和剂局方》中提出"焙干用或慢火炒使，恐难捣"；《小儿卫生总微论方》中提出"微炒"；宋代《卫生家宝产科备要》中还提到"炒黄"；宋代《女科百问》中提到"炒焦取细末"。

（2）烧法：如前述，《千金要方》中最早提出艾叶"烧"的炮制方法，曰："烧作灰。"后世诸多医书都有相同记载，而烧法又有不同要求，如宋代《圣济总录》中提到"烧黑灰"；明代《济阴纲目》中提到"火烧存性"。

（3）熬法：唐代《千金翼方》中提出"熬"的炮制方法。

（4）焙法：宋代《产育宝庆集》中提出了"切焙黄"的炮制方法。

（5）制绒：明代《本草纲目》中最早提出："拣取净叶，扬去尘屑，入石臼内木杵捣熟，罗去渣滓，取白者再捣，至柔烂如绵为度，用时焙燥，则灸火得力。"其后的清《本草备要》《本草从新》等书中都有"揉捣如绵，谓之熟艾，灸火用"的记述。

此外，还有加辅料的炮制方法。辅料有醋、糯米、盐、酒、香附、硫黄及面，其中以醋为最常用。在灸法中可用1种辅料，也可2种或2种以上辅料合并使用。

临床应用

艾叶有着广泛的现代临床应用，具体应用如下。

① 用于呼吸系统疾病，如艾叶泡脚佐治上呼吸道感染；

② 用于空气消毒；

③ 治消化系统疾病；

④ 治泌尿及生殖系统疾病；

⑤ 治骨伤及类风湿疾病；

⑥ 治疗癌症。

此外，还有以艾叶、干姜于脐部热敷治疗顽固性腹泻的案例。

临床上，以艾灸治疗的手段也相当丰富：艾灸广泛用于小儿保健灸"身柱"穴，以提高小儿机体的抗病能力，从而增强体质；用艾条治疗寻常疣以热气内注，温通气血；采用艾灸治疗妊娠呕吐；治疗小儿腹泻；治疗糖尿病等。

药效成分

艾叶的化学成分是其发挥生物学效应的基础之一。主要有效成分为挥发油，还含有鞣质类、黄酮类、甾醇类、多糖类及微量元素等。艾叶挥发油中含桉树脑、苧烯、α萜品烯、樟脑、石竹烯、α-蒎烯、β-蒎烯等27种化合物。艾烟和艾挥发油中的桉油精（1，8-桉树脑）、冰片、樟脑等具有抗菌和抗病毒的功效；石竹烯、蒿醇等平喘作用较强；石竹烯及其氧化物、香苇醇等都有一定的平喘和抗过敏作用；桉油精、樟脑、龙脑等具有一定的抗炎镇痛作用；艾中的苦艾素能够集中力量杀死受到铁感染的细胞；艾蒿中的黄酮类成分具有抗肿瘤活性；另有部分活性成分对血小板有极显著的抑制作用。《药典》对艾叶的有效成分也有如下规定：本品按干燥品计算，含桉油精不得少于0.050%，含龙脑不得少于0.020%。

现代研究

《孟子》中有记载"犹七年之病，求三年之艾"，艾叶中的不同化学成分会因存放时间和炮制方法不同而发生转变。现代研究表明年份越久、艾绒比例越高，易挥发成分的相对含量越少，难挥发成分含量相对越多。陈艾、高比例艾绒所含挥发油以难挥发成分为主，如刺柏脑、石竹素、石竹烯等，它们具有祛痰、平喘功效及抗菌活性，这些难挥发物质有可能就是艾灸的有效成分。艾叶及艾绒挥发油成分大部分是安全的，有毒物质可随放置时间延长或加工精细而减少。随着科技发展，艾叶的应用已经不止于艾灸与内服，保健腰带、洗护产品、热敷眼罩、药枕等产品的问世，让艾叶这一自古伴随着国人的药品以一系列新姿态融入了我们的现代生活。

浪子回头"金不换"——三七

何谓"金不换"？其实也就是我们平时常说的中药——三七。三七又名"人参三七""山漆""金不换"等，在伤科一直占据着重要地位，被誉为"伤科圣药"。

据研究记载，三七是起源于 2 500 万年前第三纪古热带的残存植物，是较早被发现并使用的名贵药用植物之一。《本草纲目》云："山漆，又名金不换。彼人言其叶左三右四，故名三七，盖恐不然。或云本名山漆，请其能合金疮，如漆粘物也，此或近之。金不换，贵重之称也。"

三七历史悠久，应用广泛，近年来对于三七的相关报道也比较多，那么今天就让我们一起走进三七的世界，深入了解一下它吧。

根据现行版的《药典》记载：三七为五加科植物三七的干燥根和根茎。性温，味甘、微苦，归肝、胃二经，具有散瘀止血，消肿定痛的功效，常用于治疗咯血、吐血、衄血、便血、崩漏、外伤出血、胸腹刺痛、跌扑肿痛等。三七对于人体内外有无瘀滞的出血都可使用，具有止血不留瘀，化瘀不伤正的特点。可内服可外用，孕妇慎用。

本草考证

《本草纲目》记载："采根曝干，黄黑色。团结者，状略似白芨；长者如老干地黄，有节。味微甘而苦，颇似人参之味。或云：试法，以末掺猪血中，血化为水者乃真。近传一种草，春生苗，夏高三四尺。叶似菊艾而劲浓，有岐尖，茎有赤棱。夏秋开黄花，蕊如金丝，盘纽可爱。"由此可见，李时珍当时记载了3种"三七"，把真正的三七及其代用品都记录在一起了。其中2种三七的外观都是"黄黑色"，但形状却不同。一种根的形状"团"，即圆短；质地"结"，即坚实，整体形状略像白及，也就是如今的"三七"。另一种则是对应"团结"而言，它的根茎长而有节，整体形状犹如老干地黄，经过考证为竹节三七，其根茎横卧，呈竹鞭状，节间较短。最后一种经考证是菊科的菊叶三七，俗称土三七，呈不规则拳块状，全身瘤状突起。

目前，三七的主要生产地是云南、广西，而长江以南各省以及越南北部等地亦有栽培。

三七根据采收季节不同可以分为"春三七"（7～8月开花前或10～11月摘取花茎后）；"冬三七"（12月至翌年1月果熟后）。根据部位不同分为以下4类。

① 三七头子（主根）；

② 剪口（根茎）：呈不规则皱缩块状及条状，表面有明显的茎痕及环纹；

③ 筋条（支根）：多为圆柱形，为较粗的支根，有较多的纵纹；

④ 绒根（须根）。

三七略呈纺锤形或类圆锥形，顶端有茎痕，周围有瘤状突起（称为"钉角"），侧面有支根断痕。表面呈光亮的黑棕色，质坚实，难折断。击碎后皮部与木部分离。断面灰绿色或灰黄色，具蜡样光泽（俗称"铜皮铁骨"），皮部有棕色斑点。

炮制的历史沿革

中医认为凡要入药者首先需要进行炮制，药之"生熟"不同，功效亦不同。而三七则是典型的具有"生消熟补"的区别，生用用于止血定痛，熟用用于补血补气，提高免疫力。

　　三七的炮制方法最早载于明代的《跌损妙方》，书中提到将三七"为末"配伍使用，随后又出现"研"（即"为末"）"嚼""捣""磨"等炮制方法。在《本草纲目》中最先提到三七"磨米醋"的炮制方法，发展到清代，相关本草书籍不仅增加了三七的炮制辅料种类（如酒、米汤等），还新增了熟用炮制方法，在《本草纲目拾遗》中开始记载有"蒸"三七的用法。由此，三七的炮制方法开始慢慢地多元化。

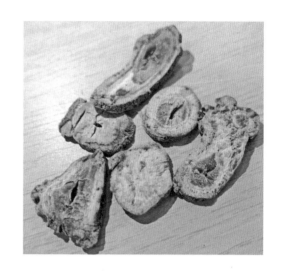

　　通过大量研究可见三七最常用的炮制方法是蒸制，可以软化药材，缓和药性，增强补益功效等。此外，油炸法也是三七主要的炮制方法，通过油炸使其质地酥脆，易于粉碎。

　　然而，熟三七饮片仍未被收录于2020年版《药典》，用法依旧是研粉吞服或外用。现有的各省市炮制规范中记载的三七炮制方法颇多，存在"一地多法、各地各法"现象，较难统一。

药效成分与临床应用

　　三七的主要成分是三七皂苷、三七素、黄酮苷等。其中，三七总皂苷是三七发挥活血作用的活性成分，主要包含了原人参二醇型与原人参三醇型，具有抗炎镇痛、抗血小板聚集、抗血栓形成的功效。三七氨酸则是止血的有效成分。

　　三七是理血的妙品，凭借其强大的止血能力，在古时就用于治疗出血症，可将三七研磨成粉直接敷于出血处，内伤则吞服使用。如今凭借其活血化瘀、消肿止痛的功效，临床上三七多用于治疗心血管系统疾病、肝脏疾病、上消化道出血等疾病。近年来，有临床报道显示三七生品用于治疗妇科疾病具有明显优势，而三七熟品具有补气补血的功效，根据研究报道三七熟品可用于改善化疗引发的白细胞减少症。由此可见，三七生熟品的功效具有明显的差异。

通过大量的药理研究还发现，三七与不同中药配伍可有效用于不同疾病的治疗。在治疗冠心病、心绞痛时，可以使用三七配伍黄芪、党参、蒲黄、川芎、薤白等。在治疗上消化道溃疡时，若有便血吐血、胃脘疼痛等表现，可以用三七配伍香附、黄芪以及花蕊白及散等。三七、丹参、鸡血藤煮药粥适用于治疗瘀血内阻、经脉不利导致的关节疼痛。此外，用三七总皂苷制备成的中药注射剂，已经应用于临床治疗心脑血管疾病等。

服用方法

三七研粉后以"少量多次"服用为佳，有研究表明，三七粉少量服用的效果比大量服用的效果要好，过量食用三七粉会引起恶心、呕吐、月经量增多、四肢无力等症状。三七粉每天的用量不要超过8 g，一次不要超过5 g，外用止血除外。三七粉以每天早上或饭前用温开水冲服最好。因此，在日常养生中大家一定要正确服用三七粉。

调气之总药——木香

木香作为一种香气十足的中药，既是一味本草，也是卤味里的重要调料，十三香里的其中一味便是木香。《本草纲目》载："木香，草类也。本名蜜香，因其香气如蜜也。"

说起木香，就要提到战国时代的美女西施了。相传西施从小就有胃痛的毛病，她一犯病就用手捂着肚子，这才有了东施效颦的故事。后来范蠡给她带来了一粒小药丸，西施吃了之后没多久胃就不疼了。这药就是由木香的根茎炼制而成的。所以木香的特点在于入脾胃。

《药品化义》载："木香，为调诸气之要药。"木香从古至今都是一味极其重要的中药，主调理气机。

木香为菊科植物木香（*Aucklandia lappa* Decne.）的干燥根，性温，味辛、苦。归脾、胃、大肠、三焦、胆经。功效为行气止痛、健脾消食。应用历史悠久，国内外久负盛名。原产自印度，中国过去因多经广州进口，故有"广木香"之称。现主产于云南、四川等地，故又称"云木香"。

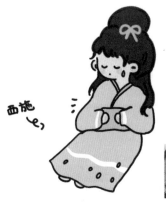

西施

木香：行气止痛、健脾消食。

木香虽以木名，然并非木本植物，实属草类也。今天就给大家介绍一下多年生草本植物"木香"。

本草考证

从木香的基原考证来看，古代存在木香、土木香、川木香和青木香混用现象。"木香"始见于东汉时期《神农本草经》，然而考证认为唐代以前文献所记载的木香，原植物为瑞香科沉香属木本植物，所以《神农本草经》所载永昌"木香"也并非现今所使用的菊科草本木香。

自唐代《新修本草》始，木香归为草本，其载"此即青木香也，今皆从外国舶上来，以疗毒肿，消恶气，有验……，此有二种，当以昆仑来者为佳，出西胡来者不善"，上述"西胡"是古代对西域各族的泛称。唐代诗人岑参《临洮龙兴寺玄上人院，同咏青木香丛》言，"移根自远方，种得在僧房。六月花新吐，三春叶已长"，可见《新修本草》记载的产自西胡质量不善的木香非现今《药典》收载之木香。

至于"昆仑来者为佳"，此"昆仑"应指东南亚地区。"形如枯骨""味苦粘牙"等是优质木香的主要特点。故《新修本草》所记载的质量较佳的"消恶气，昆仑来者"，方为现今《药典》使用的木香。

历代医书中收录木香者

朝代	汉	南北朝	唐	宋	元	明	清	现代
出处	《神农本草经》	《本草经集注》 《名医别录》	《海药本草》 《药性论》	《本草衍义》	《药性赋》 《汤液本草》	《本草纲目》 《本草蒙筌》	《本草崇原》 《本草撮要》	《中药大辞典》 《中华本草》

炮制的历史沿革

宋代有炙微赤锉（《太平圣惠方》）、面裹煨熟（《苏沈良方》）、火炮（《史载之方》）、吴茱萸制（《圣济总录》）、湿纸裹煨、炒制（《普济本事方》）等方法。明代增加了炒令黄、酥制、焙制、茶水炒、黄连制（《普济方》）、水磨汁（《仁术便览》）、酒制（《寿世保元》）等法。清代又增加了酒磨汁、姜汁磨（《医宗说约》）、蒸制（《备要》）等炮制方法。

古籍中所涉及的木香炮制方法约为26种，以微炒、面裹煨或湿纸裹煨常见。近代以来，木香的炮制方法主要有"洗净，闷润至透，切厚片"、煨木香、麸炒木香为主，炮制工艺和炮制理论逐渐标准化、科学化，以适于批量生产。增强临床疗效和满足临床用药需求是今后探索的关键。

临床应用

木香为治疗腹痛、痢疾的常用药，也常与滋补的药配伍使用，调节滋补药的滋腻之性。

（1）	脘腹气滞胀痛：常与枳实、白术同用，用于食积气滞的胀痛，如木香枳术丸。
（2）	肝郁气滞：常与青皮、草豆蔻、荜澄茄等同用，用于肝郁气逆，胁肋疼痛等，如木香散。
（3）	腹胀呕吐：常与砂仁、陈皮、茯苓等同用，用于饮食不节，脾胃失健所致的腹胀呕吐，不思饮食，如香砂二陈汤。
（4）	湿热痢疾：常与黄连同用，用于腹部疼痛，痢下赤白，里急后重，如香连丸。

经常有人爱食用熟地黄、四物汤等滋养品，然这类补品很容易形成滋腻，从而影响脾胃的运化。所以这时候就要在补益品中，加些木香与陈皮、砂仁，这样就可以达到补而不滞的效果。

药效成分与现代研究

目前从木香中分离鉴定出的化学成分共250种，可分为萜类、蒽醌类、黄酮苷、木脂素、氨基酸以及胆胺等。主含木香内酯、二氢木香内酯、凤毛菊内酯、木香烃内酯、二氢木香烃内酯等。功效为行气止痛、健脾消食。

木香为治疗胃炎及消化性胃炎的常用中药，对胃肠道有兴奋或抑制的双向作用，能促进消化液分泌。木香单味药能通过加快胃肠蠕动、促进胃排空，明显拮抗大鼠急性胃黏膜损伤，溃疡抑制率达100%。也有明显的利胆、松弛气管平滑肌的作用，并能抑制链球菌、金黄色与白色葡萄球菌的生长，还可以利尿及促进纤维蛋白溶解等。以柴胡、木香、瓜蒌仁、半夏、枳壳等治疗34例慢性萎缩性胃炎患者，总有效率为94%；以香参止泻方治疗96例急性腹泻患者，总有效率为97.9%；以茵陈、金钱草、木香、柴胡、枳壳等水煎服，治疗胆石症患者，排石率在60%以上；以利胆通腑胶囊治疗胆绞痛患者，总有效率71.76%；另有单用木香治疗无黄疸型肝炎、迁延型肝炎，用木香为主的复方治疗胆囊炎、小儿肠炎、细菌性痢疾、肠绞痛、肠胀气、消化性溃疡、腹泻型肠道易激综合征、痛经等临床案例。但木香的药理作用还需进一步研究，以探讨其对机体有无毒性损害，以及发生机制。

浅淡半夏的历史沿革

　　根据现行版的《药典》记载，半夏为天南星科植物半夏的干燥块茎。夏、秋二季采挖，洗净，除去外皮和须根，晒干。具有燥湿化痰、降逆止呕、消痞散结的作用。用于治疗湿痰寒痰，咳喘痰多，痰饮眩悸，风痰眩晕，痰厥头痛，呕吐反胃，胸脘痞闷，梅核气等；外治痈肿痰核。

本草考证

　　为什么取名为半夏，而不是全夏？半夏的名字最开始出现在《礼记·月令》中，由于半夏是在夏至前后长出来的，而这时候天地之间已经不是一片纯阳之气，夏天也已经过了一半，所以称之为半夏。《神农本草经》中记载了半夏的性味功效，魏《吴普本草》中描述了半夏的特征，宋代《图经本草》对半夏进行了更详细的描述，并提出"八月采者实大，然以圆白陈久者为佳"的药用标准。清代《本草详节》在前人的基础上提出半夏的采收季节在八月最好。从魏《名医别录》、唐代《千金翼方·药出州土》、宋代《图经本草》、明代《御制本草品汇精要》、清代《植物名实图考》、民国《药物出产辨》等书中来看，半夏的主要产地为陕西、山东、河南、江苏、安徽、湖北等省份，资源非常广泛。但是近年来，随着市场对于半夏的需求不断增加，野生资源减少，且半夏栽培技术落后，我国半夏的资源蕴藏量和产量已大幅度下降。

炮制的历史沿革

　　从古至今我们都认为生半夏有毒，所以为了在临床上用药安全，历代使用了各种不同的炮制方法，由简到繁。不同的炮制方式产生的功用也稍有不同。半夏最早记载在汉代《神农本草经》中，但是没有记载半夏的炮制方法，其后在汉代的《金匮玉函经》中最先提出"洗"的炮制方法，随后的医书中也记载了半夏的各种不同的炮制方式，有不加辅料的炮制方法——洗、泡、浸、炮、炒、炙、煨、煮等，也有加辅料的炮制方法——姜、麸、醋、酒、米、白矾、甘草、盐等，种类繁多。有时也会用2种或者2种以上的辅料合并使用，比如临床上常用的半夏炮制加工品法半夏（甘草+石灰）和姜半夏（生姜+白矾）。晋代《肘后备急方》中提出半夏的毒性可以用生姜汁解，南齐《刘涓子鬼遗方》中最早提出用姜做辅料炮制。宋代《圣济总录》中最先提出用白矾作为辅料。经过现代的临床运用和实验论证，使用白矾或生石灰、甘草浸淹的炮制方法，可以有效去除半夏毒性，保留较多的有效成分，宜推广使用。

　　半夏味辛，性温燥，归脾、胃、肺经，具有毒性，对口腔、咽喉和消化道黏膜有强烈的刺激性，所以在汤剂、中成药的运用中不用生品而是常用半夏的炮制加工品，在汉代《伤寒杂病论》中多次运用半夏和生姜配伍（例如大柴胡汤、小青龙汤、半夏厚朴汤等）治疗多种疾病。半夏在使用过程中要注意不要与川乌、制川乌、草乌、制草乌、附子同用，阴虚燥咳、出血证忌服，痰热慎服。生品内服宜慎，放置在干燥处，防蛀。在临床上主要用清半夏、姜半夏、法半夏3种炮制加工品。它们的刺激性

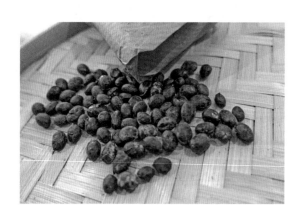

比较：生半夏＞清半夏＞姜半夏＞法半夏。在这里简单介绍一下生半夏、清半夏、法半夏、姜半夏的作用、用途以及方剂运用。

生半夏：有毒，多外用，用于疮痈肿毒。

清半夏：燥湿化痰。用于湿痰咳嗽，胃脘痞满，痰涎凝聚，咯吐不出。《太平惠民和剂局方》中的二陈汤使用的就是清半夏。

法半夏：偏于祛寒痰。用于痰多咳喘，痰饮眩悸，风痰眩晕，痰厥头痛。《古今名医方论》中的香砂六君子汤使用的是法半夏。

姜半夏：温中化痰，降逆止呕。用于痰饮呕吐，胃脘痞满。《金匮要略》中的半夏厚朴汤使用的是姜半夏。

药效成分与临床应用

半夏的主要成分有生物碱、3，4-二羟基苯甲醛葡萄糖苷、葡萄糖醛酸苷、甲硫氨酸、半夏蛋白等。

（1）　在呼吸系统方面：生物碱是半夏的主要成分，具有镇咳、祛痰的作用。

（2）　在消化系统方面：3，4-二羟基苯甲醛葡萄糖苷具有催吐的作用，半夏水煎醇沉液能起到抗溃疡的作用。

（3）　在循环系统方面：有抗心律失常作用，抗凝作用。

（4）　其他：半夏蛋白具有抗早孕的作用。

此外，还具有抗肿瘤、降低眼压、镇静催眠等作用。

结合历代的研究考证，现代多用半夏治疗多种呕吐，呼吸道炎症引起的咳嗽、痰多，子宫颈癌等。

虽然半夏具有毒性，但在临床上也是一味常用的中药，用途广泛，随着市场上对半夏的供需失衡，半夏也出现了伪品，例如虎掌南星、水半夏。虎掌南星是天南星科植物掌叶半夏的块茎，是半夏伪品率出现最高的品种。从形状上看，区别主要是半夏大都呈球形，茎痕为偏心性，少对称。虎掌南星为偏球形，茎痕多对称着生中部。水半夏为同科植物鞭檐犁头尖的块茎。水半夏外形比正品的半夏个头小，尾部较尖，相对比较容易区分，所以作为伪品出现的情况越来越少了。

浅谈本草之地黄

中药资源是我国中医药事业发展的重要组成部分，根据中药不同的生长特性和产品优劣产生了中药的道地性。地黄是传统中药"四大怀药"之一，在河南省已经有上千年的历史。地黄可分为鲜地黄、生地黄、熟地黄。明代著名医药学家李时珍所著的《本草纲目》上记载："今人惟以怀庆地黄为上，亦各处随时兴废不同尔。其苗初生塌地，叶如山白菜而白涩，叶面深青色……"

根据现行版的《药典》记载：地黄，秋季采挖，除去芦头、须根及泥沙即可得鲜地黄。将地黄缓缓烘焙至约八成干，可得生地黄。熟地黄的炮制方法分为2种，第一种是酒炖法，在地黄里加入黄酒，置适宜的容器内，密闭，隔水或用蒸汽加热炖透，炖至酒吸尽，取出，晾晒至外皮黏液稍干时，切厚片或块，干燥，即得。100 kg生地黄需要加入黄酒30～50 kg。第二种是蒸法，在地黄里加入黄酒，拌匀、润透，蒸至黑润，取出，晒至约八成干时，切厚片或块，干燥，即得。

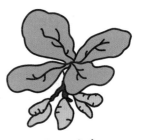

地黄 地下部分

鲜地黄味甘，寒，归心、肝、肾经，具有清热生津、凉血、止血的功效。常用于热病伤阴，舌绛烦渴，温毒发斑，吐血，咽喉肿痛。生地黄性味与归经和鲜地黄相同，具有清热凉血、养阴生津的功效，用于热入营血，温毒发斑，吐血衄血，热病伤阴，舌绛烦渴，津伤便秘，阴虚发热，骨蒸劳热，内热消渴。据历代本草和医书记载，在止血、清热生津功效上，鲜地黄强于生地黄。

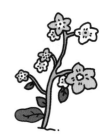

地黄 地上部分

熟地黄由于加入黄酒炮制，改变了它的性味归经。味甘，微温，归肝、肾经。功效转变为补血滋阴、益精填髓。用于血虚萎黄，心悸怔忡，月经不调，崩漏下血，肝肾阴虚，腰膝酸软，骨蒸潮热，盗汗遗精，内热消渴，眩晕，耳鸣，须发早白。

本草考证

江西南昌海昏侯墓出土的"海昏草"被证实为中药地黄炮制品，是目前发现年代最久远的中药炮制品实物。最早对地黄有记述的是著名医药典籍《神农本草经》。《神农本草经》上记载"生咸阳川泽，黄土地者佳，八月采根"，并把地黄列为上品。关于地黄名字的由来，《本草原始》言："以水浸试之，浮者名天黄，半浮半沉者名人黄，沉者名地黄，以沉者为良，故以地为名。"也有说地黄的名字是因其药用部位是地下的块根部分，而且色泽鲜黄。地黄由于其补益作用自古以来深受人们的重视和重用，尤其是在魏晋时期，当时大行修仙之风，葛洪所著《抱朴子》以及当时其余为修仙、炼丹所写书籍更是将地黄列为"仙药"。如此，只有野生的地黄早已无法满足当时人们的需求，所以地黄很早就开始了人工栽培。首次详细记录地黄种植方法的是南北朝时期贾思勰的《齐民要术》，其中记载了地黄的种植方法，也为后世栽培地黄提供了技术文献，书中写道："今秋收讫，至来年更不须种，自旅生也。唯锄之如此，得四年不要种之，皆馀根自生矣。"

炮制的历史沿革

地黄虽然最初载于《神农本草经》中，但书中并没有记载炮炙方法。汉代的《华氏中藏经》中首先提出了"烧"的炮制方法，之后书籍中记载的关于地黄的炮制方法更是五花八门，层出不穷。

南齐《刘涓子鬼遗方》中最早提出"蒸焙"的炮制方法；唐代《千金翼方》中首先提出"熬"；宋代《太平圣惠方》中最早提出"放铜器内炒令黑色"；明代《普济方》中首先提出"煅干"。不仅炮炙方法多样，炮炙

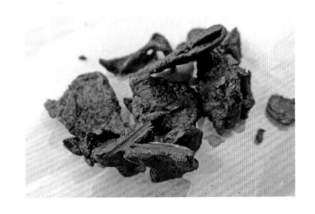

所用的辅料也是各不相同。有酒、醋、蜜、姜等常见辅料，也有砂仁、茯苓、山药等药物作为辅料，甚至有辅料间的多种混合，可谓是百家争鸣。此外，地黄炮制的时间、次数、火候，都各不相同。

临床应用

提起地黄，大家首先想到的就是六味地黄丸。作为一个历史悠久的中药名方，六味地黄丸可谓家喻户晓。六味地黄丸是补肾名方，称谓来自钱乙所著的《小儿药证直诀》，六味地黄丸由熟地黄、山茱萸、山药、泽泻、牡丹皮、茯苓这六味中药组成。最早是"八味地黄丸"，见于张仲景的《金匮要略》。后来，宋代名医、儿科专家钱乙把八味地黄丸里面的附子和桂枝这2种温补的药物去掉了，变成了现在的六味地黄丸，并用它来治疗小儿先天不足、发育迟缓等病证。在中医药理论中，肾是先天之本，古代对于肾十分看重，补肾也为许多医生所倡导。所以六味地黄丸衍生出了许多功效不一的药物，构成了一个地黄丸的"大家族"。例如杞菊地黄丸是在六味地黄丸的基础上加入枸杞和菊花，可滋肾养肝。知柏地黄丸是在六味地黄丸的基础上加入知母和黄柏，可滋阴降火。桂附地黄丸是在六味地黄丸的基础上加入

肉桂和附子，因有肉桂、附子的加入，使其成了温补肾阳的专剂。

药效成分

迄今为止，研究者已从地黄中共分离出200多种化合物。除了常见的氨基酸、糖类和其他代谢物，还含有大量的药用成分，例如环烯醚萜类、紫罗兰酮类和地黄素等。其中，环烯醚萜类是地黄中数量最多且含量最大的一类化合物。梓醇属于环烯醚萜苷类，被认为是地黄的主要活性成分之一，具有降血糖、缓泻、滋阴、抗炎和抗肝炎病毒等多种活性。2020版《药典》中提出梓醇作为地黄的有效成分需要进行含量测定。

梓醇在鲜地黄中含量最高，在地黄的加工过程中梓醇含量的降低可能与梓醇的酶促水解和酸水解有关。鲜地黄加工变为生地黄只需要经过适当的干燥，在干燥过程中，由于温度升高，提高了地黄内酶的活性，使得梓醇大量分解。有研究表明鲜地黄先切片，而后再干燥，不仅可以缩短干燥时间，也可以使得梓醇被更大限度地保留。

地黄炮制历史悠久，内容丰富，古人根据地黄的药性和治病需求，对鲜生地、生地黄、熟地黄采取了各种不同制法。如今很多方法被传承了下来，这也是古人的传统经验和智慧的结晶，需要今人去继承和发展。如今关于地黄的研究层出不绝，能否为地黄找到更好的炮制方法，提高地黄的炮制质量，还需进一步研究。

浅谈麻黄的前世今生

麻黄（*Ephedra sinica* Stapf）应用历史悠久，始载于《神农本草经》，又名"龙沙""卑相""卑盐""狗骨"等。在《神农本草经》中被列为中品，谓其能"发表出汗，止咳逆上气"。麻黄药性骁勇，发汗力强，历来被视为发汗峻品，尤其是现代医家更视其为虎狼之药，避而远之，原因可能与麻黄节具毒性有关。在使用上，南梁陶弘景《本草经集注》中说麻黄"色青而多沫"，"先煮一两沸，去上沫，沫令人烦"。我国自汉代使用麻黄以来，就一直以麻黄科草麻黄为主流品种，而中麻黄虽不为古代主要药用品种，但也曾被取为药用。主要产于陕西、甘肃、青海及新疆等地区，以西北各地区最为常见。唐代《新修本草》注云"其青，徐者，今不复用"，所指即为中麻黄。现代研究证实，中麻黄所含生物碱量较木贼麻黄和草麻黄少，因此，根据古人用药情况和现代研究的综合考察，中麻黄的临床使用较草麻黄少。

炮制的历史沿革

1. 汉代

汉代对于麻黄的净制以去节为主，认为折去节为佳；在切制方面，认为将麻黄切碎并切为豆大为好；而炮制均以煮制为主，认为生品使人烦躁，而经过煮制之后可缓和汗出不止的不良反应。与此同时还最早出现了"去沫"的记载，但却没有明确去沫的炮制目的。

2. 南北朝时期

南北朝时期仍然延续了汉代的去节处理，同时还认为根与节一样具有止汗作用，表达了根茎同株异用的炮制意图；切制时强调锉细；炮制同样有煮制并去沫的记载，并说明去沫的作用是因为"沫令人烦"。

3. 唐代

唐代最早提出了根节并除的净制处理方法，在切制时切成寸段，并进一步记载了煮制并去沫的炮制工艺。去沫的目的与南北朝时期相同，认为不去沫"令烦"。

4. 宋代

宋代对麻黄的炮制记载远远超出以前。在净制方面几乎都提到了去根节，认为根节的主要作用是止汗，与麻黄茎主要的发汗解表作用相反，因此要加以去除；宋代认为前期主要的切制方法"锉"不如"碎"好，"碎"可使药力易出而无遗力；在炮制上，除了煮制之外，开始出现了各种各样的炮制工艺，包括炒、焙、炒焦黄、煮后焙、炮等，并第一次出现了加辅料与麻黄共同炮制的方法，包括以酒煎煮、与蜜共同拌炒等，这是麻黄蜜炙方法在历史上的首次记载，但未说明蜜炙麻黄的炮制目的。

5. 金元时期

金元时期对麻黄的炮制进一步延续了前面的发展，但在净制时出现了2种截然相反的观点。一种是与前代相同的观点，即去根节，另一种则要去节存根，目的是为了"功全表里"；切制仍以细切、碎和捣为主；金元时期在炮制方面亦有所发展，延续了前代的炒法、汤煮焙干等工艺，虽缺少了加辅料共同炮制的方法，但出现了烧灰的炮制记载，不过同样未对其炮制目的加以说明。

6. 明代

明代是麻黄炮制空前发展的时期。在这个时期，对于麻黄根、茎、节三者的用途都有各自的表述。有文献认为要去根节用，认为根节止汗固虚作用强，另有文献则认为去节就可以了，因为不去节则会闭汗，与前代观点相同的是，认为去节存根的目的同样是为了"功全表里"，可见在去根节的问题及根节的作用功效上，仍然存在一定的认识分歧；在切制方面与前代同，或捣或切细或为粗末；在炮制方面，除了延续和发展前代的煮沸、焙、炒、炒黑、烧存性（外表烧黑而内部焦黄，使内部仍部分保留原有气味，即"存性"）外，加辅料制的方法再一次出现，其中就有蜜炙或蜜酒共同炮制，但仍然没有明确其炮制目的，还出现了醋制和姜汁制的炮制方法，其中对于加醋炮制有所解释，认为可以"庶免太发"。

7. 清代

在清代，对于麻黄的净制的观点得到了较好的统一，大部分认为麻黄的茎和根节的作用不同，因此有了将茎和根节药效分别加以描述并分开药用的记载，认为用茎有发汗作用，而用根节则有止汗敛表的功效，与现代对于麻黄根茎的看法基本一致；在切制方面较简单，认为切断即可；在炮制方面，煮制和烧存性的记载仍可见，但蜜炙方法成为当时主流的炮制方法，尤其值得一提的是，清代对蜜炙各法的炮制目的进行了详尽说明，认为蜜炒、蜜炙后用于"治暴喘、疹初无汗作喘急"，蜜炒还可"庶免太发"，蜜炙"则和"。

8. 现代

现代麻黄的炮制方法以《药典》为依据。生麻黄：选取原药材，去除木质茎、残根与杂质等，切段；清炒麻黄：在炒制容器内放入生麻黄，选择适宜的温度，炒10分钟左右，待其颜色加深，并伴有一定的香气后，取出、晾

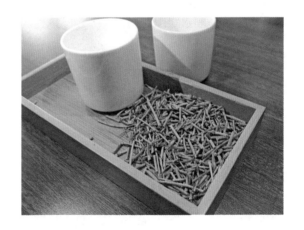

凉；蜜炙麻黄：选用适量炼蜜，添加开水稀释，将其拌入药物中，闷润后，放置在炒制容器内，炒10分钟后，待颜色加深，并且不粘手后，取出、晾凉。

临床应用与药效成分

麻黄的药用历史较久，其性辛温，味微苦，经络属肺和膀胱经，主要功效有宣开肺气、发汗解表及消肿利水，临床多用于风寒感冒、风湿痹痛、气喘咳嗽、小便不利及风疹瘙痒等病证。

麻黄的主要活性成分有生物碱、黄酮、多糖、挥发油、有机酸、鞣质等，其中麻黄中的挥发油具有发汗作用，可抑制流感病毒；麻黄碱具有升高血压的作用，可兴奋心脏、收缩血管及兴奋中枢神经；麻黄中挥发油乳剂有解热作用，且对流感病毒有抑制作用；伪麻黄碱有明显的利尿作用及缓解支气管平滑肌痉挛的作用；麻黄中甲醇提取物有抗炎作用；麻黄煎剂有抗病原微生物作用。

生麻黄拥有最强的发汗作用，有效成分为挥发油与醇溶性物质；蜜炙麻黄拥有最强的平喘功效，有效成分为生物碱与挥发油；清炒麻黄介于两者之间。另外，最新的研究显示麻黄具有抗高血脂、免疫抑制作用、镇痛作用、抗病毒作用、调节血糖和解热平喘、发汗利水之用。

带你揭秘"国民神药"板蓝根

板蓝根的"成名史"

板蓝根作为"网红鼻祖",究竟是如何出道的呢? 其实早在1988年上海甲肝暴发时,板蓝根就"一战成名"。2003年"非典"暴发,因为没有特效药,有预防流感作用的板蓝根一时之间成了举国上下抢购的"神药"。自此,板蓝根名声大噪,

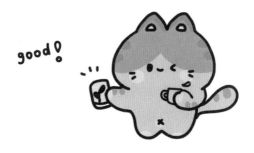

快喝一口我包治百病的板蓝根

身价倍增。之后暴发甲型H1N1流感以及H7N9禽流感等时,人们出于对疾病的恐惧及防范心理,将板蓝根作为抵御任何"感冒"的首选;甚至不少人为预防感冒,长期以板蓝根煮水喝。板蓝根冲剂味道甘甜,也成了儿童用药的首选。可见,板蓝根的"资深网红"身份早已深入人心。

板蓝根"神"在哪里?

板蓝根的应用历史悠久,其名称首次出现在《本草纲目》中,《日华子本草》云

"治天行热毒",《本草便读》云"清热解毒,辟疫,杀虫",此处的"天行"即指古人所说的"瘟疫大流行"。古籍论述中认为,板蓝根是典型的清热解毒药,可治温毒发斑、痄腮、丹毒等多种温疫热毒之证。

目前《药典》中收载的中药板蓝根,俗称北板蓝根,是十字花科植物菘蓝的干燥根,别名"靛青根""蓝靛根""大青根"等。其性寒,味先微甜后苦涩,具有清热解毒、凉血利咽之功效,适用于风热感冒、流行性感冒(多为病毒性感冒)等热性疾病的治疗,而风寒感冒、体虚感冒等则不适用。风热感冒的症状是发热较重,怕冷较轻,有汗但不多,头胀痛、肢体酸痛、咽红肿痛、口干欲饮,舌质红,舌苔黄。流行性感冒症状与此相似,但发病快、病情重,有高热、肢体酸痛、感到疲倦等症状。即使同为风热感冒,不同患者也存在夹湿、内热等个体差异,板蓝根较适合体内蕴热的风热感冒,对风热夹湿感冒就不太适合。现代药理学研究证明,板蓝根具有抗炎、抗菌、抗病毒、解热和提高免疫力等作用,在临床上常被用于治疗各种感染,如咽炎、扁桃体炎、肝炎、角膜炎等,也是预防和治疗感冒的常用药。

是药三分毒,用药需谨慎

板蓝根虽有一定对抗感冒病毒的功效,但不是每个人都适宜,要根据自身的具体情况按照中医辨证施治的原则来使用。

板蓝根性味苦寒,易伤脾胃,中医辨证属于脾胃虚寒者,即食欲不佳、食凉不适之人,不宜服用板蓝根,否则会使病情加重。正常的成人也不宜把它当茶长期饮用,因苦寒即有"泻"之作用,体内的"正气"被"泻"掉,长期下来会使体质下降,最后造成脾胃虚寒的情况;小孩子更是不要多服板蓝根,否则会伤及未成熟的胃肠功能,引起胃虚。

板蓝根是一种有抗病毒作用的中药,药性寒,在体内没有感染病毒的情况下服用，容易引发过敏反应或消化系统、造血系统不良反应，主要表现为头昏、眼花、胸闷、气短、呕吐、面色青紫、四肢麻木或全身潮红、皮疹等，有时表现为全身多形红斑型药疹，严重者还可引起过敏性休克，甚至危及生命。

因此，在用于预防流行性疾病时，服用板蓝根的周期最好不要超过3天。此外，糖尿病患者也不宜擅自服用含糖的板蓝根颗粒，可以选择无糖型及其他种类的感冒药。如果长时间大剂量使用板蓝根，在肝脏的解毒能力下降时，还易引起蓄积中毒，出现消化系统和造血系统损害，如上消化道出血、白细胞减少等。另外，据相关报道，个别患者服用板蓝根后会出现过敏性皮疹，临床应用板蓝根注射液也有过敏性休克等不良反应的现象。

感冒药如何选择?

那针对不同类型的感冒，我们应该如何选用感冒药呢?

（1）	外感风寒表证：可选用风寒感冒颗粒、感冒清热颗粒、正柴胡饮颗粒、荆防颗粒、通宣理肺丸等；
（2）	外感风热表证：可选用风热感冒颗粒、桑菊感冒片、银翘解毒丸、羚翘解毒丸、双黄连口服液、板蓝根颗粒等；
（3）	外感风寒挟湿证：可选用九味羌活丸、柴连口服液等；
（4）	外感风寒内伤湿滞或夏伤暑湿、暑热：可选用藿香正气水、暑湿感冒颗粒、银翘解毒丸等；
（5）	流行性感冒：可选用抗病毒胶囊、板蓝根冲剂、防风通圣丸等。

当然，个人体质不同，用药还是以遵医嘱为宜。

如今，预防感冒也不单单只有吃药一种选择，老年人和孩子可以佩戴防疫香囊，安全有效；对于成人，在日常生活中注意以下几点即会有很好的效果。

（1）　注意饮食：多吃果蔬和含有益生菌的酸奶及提高免疫力的中药西洋参、阿胶等；

（2）　调节心情：平时广交朋友多倾诉，随时保持愉悦的心情；

（3）　保证休息：保证充足的睡眠，可以降低患感冒概率；

（4）　适度运动：适当的运动能迅速激活免疫系统的活力。

总之，"网红"板蓝根虽然出道早、魅力大，影响广泛，但"粉丝们"在服用方法、用量上还是应严格遵照医生、药师指导，避免盲目滥用或乱用，出现不良后果。

中药界的红与黑
——黑枸杞真的有那么神奇吗？

当今社会，人们对于健康、养生的认知需求越来越迫切，随之而来也刮起一股更大的中医养生风潮。"保温杯里泡枸杞"不再是老年人的专利，年轻人们也迫不及待地加入中医养生大军，甚至连各种咖啡、奶茶这些年轻时尚的饮料也陆续与中药合作，推出一系列噱头十足，让人眼花缭乱的保健养生饮品。其中，最为大家熟知的大概就是"枸杞"了，堪称中药界药食两用的"养生网红"！

红枸杞和黑枸杞有什么不一样？

历代"本草"中，枸杞都是补益治虚的良药。《神农本草经》把枸杞列为上品。《药典》等国家标准认为枸杞具有降血脂、降血压、降血糖、抗氧化、抗衰老、抗肿瘤、养肝明目和提高免疫力等功效。历久弥新的枸杞文化，展现出中华民族在生命意识探索中的饮食体验与精神追求，表达出人民对健康美好生活的向往。

枸杞果实呈红橘黄色，因为它的色素以脂溶性的类胡萝卜素为主，红枸杞果实的功能性成分及其增强免疫力，抗氧化、抗肿瘤、抗疲劳、调节血脂、降血糖、降血压等多重功效已有诸多报道。除了红枸杞之外还有黑枸杞，均为茄科枸杞属。在我国主要有宁夏枸杞和中华枸杞等枸杞属下物种，宁夏枸杞在我国的栽培面积最大。黑枸杞

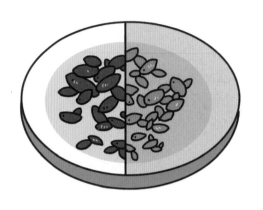

分布于我国陕西北部、宁夏、甘肃、青海、新疆和西藏等地区，果实成熟后呈紫黑色，因为其色素主要为水溶性的花色苷。黑枸杞富含蛋白质、氨基酸、枸杞多糖、维生素、微量元素、矿物质等多种营养成分，还有天然原花青素。野生黑枸杞较稀有，市场价格昂贵，被誉为"软黄金"。

枸杞有着很高的营养学和药理学价值，常作为人们日常生活中食用的一种温和的滋补品，有着补肾养肝、益精明目的功效。经常会有朋友问道："红枸杞和黑枸杞哪个效果更好？"从功效上看，红枸杞和黑枸杞所含的营养物质对于人体的作用大体相同，但因为营养物质的含量和种类有着细微差别，导致具体功能有一些差别。从营养成分来看，对比红枸杞，黑枸杞所含糖类相对较少，几乎不含有胡萝卜素，而甜菜碱、维生素C以及微量元素高于红枸杞，黑枸杞还有红枸杞所不含有的花青素。黑枸杞的抗氧化和清除自由基的能力比红枸杞稍高一些。红枸杞果实中的活性成分枸杞多糖可以增强人体的免疫力，类胡萝卜素具有滋肝、明目、提高人体免疫力等功能，而类胡萝卜素在黑枸杞中几乎没有。红枸杞中丰富的胡萝卜素、多种维生素以及微量元素，可以治疗人体因为肝血不足和肾阴亏虚而引起的一系列症状，达到补肾的效果，还有降血糖和提高视力的作用。

黑枸杞真的有那么神奇吗？

现实中，黑枸杞正处于一个比较尴尬的境地。国家已经将红枸杞纳入食药两用，但是黑枸杞却既不属于食也不属于药，相关的标准也没有建立。而且黑枸杞并没有被《药典》收录，其药用价值尚无行业标准，常常被刻意夸大，被商家炒作造成的价格虚高严重偏离了其本身的价值。黑枸杞最大的优势就是其花青素含量高。据测定，黑枸杞鲜果花青素的含量最高能达到4%左右。黑枸杞所含花青素多，有水溶性的色素，不同酸碱度的水泡出来的颜色不一样。通常来说，用矿泉水泡出来的是紫色的，用自来水泡出来的是蓝色的，用温度特别高的水来泡会把花青素溶解，颜色就会变淡。除此之外的如多糖、氨基酸、维生素等成分，与红枸杞相比并没有太大的差异。由于黑枸杞生长在人迹罕至的地方，非常难以获得，所以大众对它的期望非常高。红枸杞量产的程度是黑枸杞无法企及的，黑枸杞生长稀疏，而且灌木丛很矮小，生长的地方贫瘠，一年只能长两三厘米，而皮又特别薄，不能拿手摘，要用剪刀从根部一个一个剪下来，采摘极不容易，这些无形中都加大了黑枸杞的人工成本。就其药用价值而言，黑枸杞是否具有抗癌、美容疗效，疗效如何，都没有可靠的科学依据。因此提醒大家，不应盲目跟风，相信虚假宣传，更不要花所谓的天价去购买那些标榜具有诸多神奇效果的黑枸杞！

认识花青素

　　花青素是一种强有力的抗氧化剂，它能够清除自由基，保护人体免受自由基有害物质的损伤。与其他抗氧化剂不同，花青素有跨越血脑屏障的能力，可以保护大脑中枢神经系统。花青素还能够增强血管弹性，改善循环系统和增进皮肤的光滑度，抑制炎症和过敏，改善关节的柔韧性。

　　但是，花青素的功效都是从"抗氧化"衍生出来的，并没有直接的临床试验数据。抗氧化剂虽然能够防止或者终止其他的氧化反应，但它们自身也有可能被氧化而产生有害物质。另一种常见的原因则是，某种抗氧化剂在简单体系中显示出了"保健作用"，但是在体内的复杂环境中，还会产生其他的不良反应，正负相抵，结果也就很难说。

细胞的抗氧化损伤与许多慢性疾病的发生有关，比如癌症、衰老、心血管疾病等。因为蔬菜水果对于降低癌症的发生有一定作用，所以人们自然想到，花青素是不是抗癌的有效成分。许多人对此进行过研究，也有大量的科学论文发表。一般而言，花青素对于体外培养的癌细胞显示了很强的抑制作用。针对老鼠等实验动物，花青素对人工诱导产生肿瘤也显示了一定的抗性。但是，它是否对人体有效，仍缺乏相应的证据。

护"胃"有方：孩子经常闹肚子，可能是慢性胃炎在"捣乱"

琦琦今年 8 岁，最近总是喊肚子疼，有时还会恶心、呕吐。家人以为是着凉、吃坏肚子了，带去医院急诊检查未见异常，但孩子腹痛、呕吐仍不时发作，无奈只能做胃镜检查，结果确诊为慢性胃炎。

慢性胃炎（CG）是由多种病因引起的胃黏膜慢性炎症或萎缩性病变。本质是胃黏膜上皮反复受到损害而使黏膜发生改变，最终会导致不可逆的胃固有腺体萎缩，甚至消失。该病易反复发作，若不积极治疗可不同程度地影响儿童的生长发育和生活质量。

儿童慢性胃炎的发病因素有哪些?

1. 贪食冷饮和零食

过量冷饮（包含碳酸饮料）可使胃黏膜下血管收缩和黏膜层变薄，从而使其防御能力下降，长期如此便会导致黏膜水肿甚至糜烂，形成慢性胃炎。零食一般都有添加剂，添加剂会干扰消化功能，非常容易破坏孩子尚不健全的胃肠黏膜屏障。此外，火锅、烧烤、麻辣烫这些重口味的餐食消费者正越来越低龄化，也会导致儿童慢性胃炎的发生。

2. 学习压力大，精神负担重

在人体的应激动员过程中，胃是应激状态下最敏感的器官，受应激的影响最大。现如今学生普遍学习压力较大，常伴有紧张、焦虑及烦躁的情绪，心理压力增大后，胃运动及其分泌会减弱甚至停止，进而引起体内激素分泌与自主神经功能发生改变，影响大脑皮质功能，导致胃壁血管收缩，久而久之就会出现胃炎。

3. 细菌及病毒感染

细菌、病毒反复侵袭儿童胃黏膜，是导致儿童慢性胃炎的重要因素之一。其中，幽门螺杆菌（Hp）感染是儿科的常见问题之一，与儿童慢性胃炎、消化性溃疡等疾病密切相关。

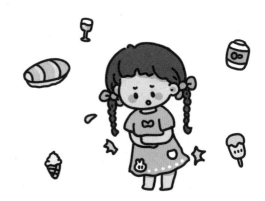

儿童的Hp检测指征如下。

①	消化性溃疡；
②	胃黏膜相关淋巴组织（MALT）淋巴瘤；
③	慢性胃炎；
④	一级亲属中有胃癌的患儿；
⑤	不明原因的难治性缺铁性贫血；
⑥	计划长期服用非甾体抗炎药（包括低剂量阿司匹林）；
⑦	不建议常规筛查监测。

儿童慢性胃炎如何治疗？

1. 西药疗法——根除幽门螺杆菌

（1）　一线方案（首选方案）：适用于克拉霉素耐药率较低（小于20%）地区，方案为 PPI（拉唑类）+ 克拉霉素 + 阿莫西林，疗程为10或14天；若青霉素过敏，则换用甲硝唑或替硝唑。克拉霉素耐药率较高（大于20%）的地区，含铋剂的三联疗法（阿莫西林 + 甲硝唑 + 铋剂）以及序贯疗法（PPI+ 阿莫西林5天，PPI+ 克拉霉素 + 甲硝唑5天）可作为一线疗法。

（2）　二线方案：适用于一线方案失败者，方案为PPI+ 阿莫西林 + 甲硝唑（或替硝唑）+ 铋剂或伴同疗法（PPI+ 克拉霉素 + 阿莫西林 + 甲硝唑），疗程为10或14天。

（3）　常规抗 Hp 药物剂量：① 阿莫西林，每日50 mg/kg分2次（最大剂量每次1 g，每日2次）——不推荐阿莫西林克拉维酸钾，因为Hp不产生 β 内酰胺酶，只会增加不良反应而并无其他益处；② 甲硝唑 / 替硝唑，每日20 mg/kg分2次（最大剂量每次0.5 g，每日2次）；③ 克拉霉素，每日15～20 mg/kg分2次（最大剂量每次0.5 g，每日2次）；④ 胶体次枸橼酸铋剂，每日6～8 mg/kg分2次（大于6岁）餐前服用；⑤ 奥美拉唑，每日0.6～1.0 mg/kg分2次，餐前服用（体重小儿童可每日1次口服）。

（4）　根除 Hp 的疗效判断：应在根除治疗结束至少4周后进行，即使患儿症状消失也建议复查，首选尿素呼气试验。

2. 中药治疗

慢性胃炎属中医"胃脘痛""痞满""反酸"等范畴，中医辨证可将其分为肝胃气滞证、肝胃郁热证、脾胃湿热证、瘀阻胃络证、脾胃气虚证、胃阴不足证和脾胃虚寒证。中医治疗以"通"为治疗原则，以"和胃止痛"为基本治法，治疗上多用"通"法，使脾胃纳运升降复常，气血调畅，其痛自止。如寒凝者当散寒行气；食积者当消积导滞；气滞者当疏肝理气；血瘀者当活血化瘀；久病入络者当辛润通络。

（1）肝胃气滞证：治宜疏肝理气，方用柴胡疏肝散加味，或选用功效为疏肝理气、和胃止痛的气滞胃痛颗粒。

（2）肝胃郁热证：治宜疏肝清热，方用化肝煎合左金丸加减，或选用功效为清胃泻火、柔肝止痛的清胃止痛微丸。

（3）脾胃湿热证：治宜清热化湿，方用黄连温胆汤加味，或选用功效为清热除湿化滞的枫蓼肠胃康颗粒。

（4）脾胃气虚证：治宜健脾益气，方用香砂六君子汤加味，或选用功效为健脾益气、活血解毒的胃复春片。

（5）脾胃虚寒证：治宜温中健脾，方用黄芪建中汤合理中汤加味，或选用功效为温胃止痛的温胃舒胶囊。

3. 生活习惯改变

改变不良饮食习惯：不要以冷饮、零食等替代正餐。平常要让孩子的胃得到很好的休息，一日三餐定时定量，每餐不要吃得过饱，以减轻孩子胃肠负担，维持正常胃肠消化吸收的活动规律。

（1）饮食调理：饮食调理对治愈小儿慢性胃炎十分重要。总的原则是食物需"细、软、嫩、烂"，鉴于儿童处在生长发育最为迅速的阶段，因此食物还要富有营养。另外，可以吃一些对胃消化功能有帮助的食品。不宜多吃竹笋、肥肉及各种油炸食品等。

（2）家庭分餐：防范幽门螺杆菌感染，需从改变不良的进餐习惯做起，提倡家庭以分餐的方式预防。对感染幽门螺杆菌的家庭成员进行积极有效的治疗，减少传播机会。

（3）避免情绪、劳累等因素：减轻孩子的学业负担和精神压力，保证睡眠，也是预防儿童胃病的重要方法之一。

（4）其他注意事项：① 饭前便后洗手，应着重清理手心、手背和指尖缝隙；② 食物要经过高温烹饪后食用（幽门螺杆菌不耐热）；③ 减少对胃的刺激，少吃刺激性食物，少食多餐，细嚼慢咽；④ 外出就餐建议分餐或使用公筷；⑤ 禁止口对口喂食；⑥ 牙具定期换，建议使用一段时间漱口水和抑菌牙膏，缓解口腔炎症，牙刷每 3 个月换 1 次。

"药"守住你的发际线

近年来，脱发人群占比越来越大，并逐渐向年轻化发展。脱发虽不影响身体健康，但却严重影响人们的心理健康和生活质量。当发现脱发严重时，应先及时就医找出脱发原因，针对病因尽早接受治疗。

脱发，不止一种！

常见的脱发类型有：雄激素性脱发、斑秃、瘢痕性脱发、休止期脱发和假性脱发等，其中以雄激素性脱发最常见。雄激素性脱发（AGA），简称雄秃，也称为脂溢性脱发。

雄激素性脱发是男性专属吗？一看这个名字，很多人就觉得雄秃是男性的"专利"，实则不然。无论男女，体内都同时含有雄激素和雌激素，只是含量不同，所以表现为不同的脱发模式和患病率。相对而言，男性体内雄激素水平较高，因此，发生雄秃的概率相对较大。据统计，我国男性患病率约为21.3%，女性患病率约为6.0%。

雄激素性脱发是雄激素过高引起的吗？雄秃的发病机制十分复杂，主要原因是雄秃人群毛囊细胞受体对雄激素过于敏感。人体内的雄激素睾酮，在5α-还原酶的作用下，转化为二氢睾酮，而人体毛囊上皮细胞中，有二氢睾酮的受体，该受体与二氢睾酮结合后，会使毛囊细胞进入休眠期，于是就出现了脱发。

合理用药，让"药"守住你的发际线

AGA 的治疗方法包括系统用药、局部用药、毛发移植术、中胚层疗法和低能量激光治疗等。其中，药物是治疗雄秃的首选方法，通常推荐中西药联合治疗、内服外用相结合的方法，以便达到最佳疗效。

1. 西药口服药品

（1）	非那雄胺：仅适用于男性患者，推荐剂量为 1 mg，每日 1 次。非那雄胺临床常见 2 种规格：5 mg 的非那雄胺用于治疗和控制良性前列腺增生，前列腺肥大；1 mg 的非那雄胺用于治疗雄激素性秃发，能促进头发生长并防止继续脱发。治疗雄秃请认准 1 mg 的规格，切勿随意使用。
（2）	螺内酯：仅适用于部分女性 AGA 患者，用法为每天口服 40～200 mg。螺内酯临床主要作为一种保钾利尿剂，常用于妇女多毛症以及多囊卵巢综合征的治疗，是目前应用较广泛的治疗女性 AGA 的抗雄激素药物。
（3）	环丙孕酮：环丙孕酮在欧洲和加拿大被批准用于治疗多毛症、痤疮和女性雄激素性脱发。目前各种研究中使用的环丙孕酮治疗剂量各不相同。

2. 西药局部外用

米诺地尔有多种外用剂型，如凝胶、酊剂、搽剂及喷雾剂，是能够促进毛发生长的有效外用药物。临床上有2%和5% 2种浓度剂量，一般男性推荐使用5%浓度，女性推荐2%浓度。

使用方法：每日2次，每次1 mL。在头发和头皮完全干燥时，涂于头部患处，并用手按摩3～5分钟。每天的总量不得超过2 mL。

中医治疗有妙方

中医中的"蛀发癣"与现代医学的"雄激素性脱发"相似，赵炳南先生称AGA为"发蛀脱发"。中医药治疗AGA的研究很多，主要以扶正祛邪、标本兼治，内外治结合为治疗原则。

（1）以湿热上蒸证为主者，治宜清热除湿，方用祛湿健发汤或萆薢渗湿汤加减。

祛湿健发汤

【组成】炒白术、猪苓、萆薢、首乌藤、白鲜皮、车前子、川芎、泽泻、桑椹、赤石脂、生地黄、熟地黄。

【主治】脂溢性脱发。

【功效】健脾祛湿、滋阴固肾、乌须健发。

【出处】《赵炳南临床经验集》。

【组方原理】方中炒白术、泽泻、猪苓、茯苓块、萆薢、车前子健脾祛湿，利水而不伤其阴；生熟二地黄、桑椹、首乌藤补肾养血，以助生发；川芎活血，且能引药上行；白鲜皮除湿散风止痒，以治其标；赤石脂能收敛，旨在减少油脂的分泌。

（2）以血热风燥证为主者，治宜凉血消风润燥，方用凉血消风散加减。

凉血消风散

【组成】生地黄、当归、荆芥、蝉衣、苦参、白蒺藜、知母、生石膏、生甘草。

【主治】血热生风、风燥所引起的脂溢性皮炎，人工荨麻疹，玫瑰糠疹，舌质红，脉弦滑数。

【功效】消风清热。

【出处】《朱仁康临床经验集》。

【组方原理】本方由《外科正宗》消风散增减而成。生地黄、当归、甘草凉血润燥；知母、石膏清肌热；荆芥、蝉衣消风；苦参、白蒺藜祛风止痒。

（3）以肝肾不足证为主者，治宜滋补肝肾，方用七宝美髯丹加减。

七宝美髯丹

【组成】赤白何首乌、赤白茯苓、牛膝、当归、枸杞、菟丝子、补骨脂。

【用法】为蜜丸，淡盐水送服。

【功用】补益肝肾、乌发壮骨。

【主治】肝肾不足证，须发早白，脱发，齿牙动摇，腰膝酸软，梦遗滑精，不育等。

【出处】明代《本草纲目》引《积善堂方》。

【组方原理】本证由肝肾不足所致。治宜养肝补肾。方中重用赤、白何首乌补肝肾，益精血，乌须发，壮筋骨，为君药；赤白茯苓补脾益气，宁心安神，以人乳制用，增滋补之力，为臣药；佐以枸杞、菟丝子补肝肾，益精血；当归补血养肝；牛膝补肝肾，坚筋骨，活血脉；少佐补骨脂补肾温阳，固精止遗，寓"阳中求阴"之意。

（4）中药外用方剂。

补骨脂酊

【组成】补骨脂 20 g，75% 乙醇溶液 100 mL。

【用法】外用，薄涂于患处，每日 2 次。

【功用】调和气血、活血通络、润肤止痒、生发。

【注意事项】对于补骨脂类药液，在外涂药物后进行适当光照，疗效更佳。中药酊剂需密封放置在阴凉干燥处，必要时可冷藏；有一定刺激性，皮肤皱褶及敏感部位慎用，黏膜部位禁用。

（5）中成药。中成药的选用应遵循辨病与辨证相结合，部分无明确证型的中成药可采用辨病用药。

（1）　丹参酮胶囊：抗菌消炎，具有雌性激素样活性；适用于湿热内蕴证。

（2）　当归苦参丸：凉血、祛湿；适用于湿热内蕴证。

（3）　精乌胶囊：补肝肾、益精血、壮筋骨；适用于肝肾不足证。

（4）　活力苏口服液：益气补血、滋养肝肾；适用于肝肾不足证。

科学护发，摆脱发际线烦恼

在日常生活中，科学护发是有效预防脱发的方法：正确洗发、护发，避免过度抓挠、刺激头皮；选用对头皮、头发温和无刺激的洗发水；头皮特别油腻者，可使用二硫化硒洗剂或酮康唑洗剂。

什么? 这张小膏药竟有大讲究!

人们在日常生活中难免磕磕绊绊,造成的跌打损伤是由各种细胞、基质、细胞因子等参与的特别错综复杂的生理过程,中医上泛指凡因外力作用于人体而引起的筋骨伤损、瘀血肿痛、气血不和、经络不通以至脏器受损等,临床上主要表现为肿胀、疼痛。中医治疗跌打损伤有着几千年的历史。我们去中医医院就诊时,普遍会用到中药膏药。中药膏药因其疗效较确切在临床上应用十分广泛,也是传统中药常见的八大剂型(汤剂、丸剂、膏剂、散剂、露剂、丹剂、酒剂、锭剂)之一,是中医学中的一个重要组成部分。中药贴敷剂作为一种中药特殊制备工艺和加工方法下的传统制剂,在中医理论和经络腧穴理论的指导下,是具有独特临床应用的一门特色治疗技术,临床应用广泛,治疗效果显著。不仅符合中医思想中深入脏腑,调和气血的原则,而且可以内病外治和因时而治,既治病又防病。

提到膏药,大家一定会条件反射地想到"痛痛痛,贴贴贴,早贴早轻松"的广告词,那么膏药是不是真的就是哪儿痛贴哪儿那么简单呢? 当然不是! 膏药属于外用药,有很多类型,含有多种药物成分,且具有作用较迅速、贴敷方

膏药, 哪儿痛贴哪儿?

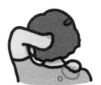

筋络不通

颈椎疼痛

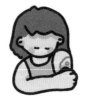

腱鞘疼痛

便、使用安全、不良反应少等特点，但如何贮存及如何使用却很有讲究。中医的外用膏药主要包括软膏剂、贴膏剂（巴布膏和橡胶膏）、膏药等，我们只有充分了解各种膏药的大致概貌，认识常用膏药在不同环境因素（如温度、湿度、光照等）下的变化规律，才能用得安全、用得有效。

中药膏药

1. 软膏剂

软膏剂系指原料药物与油脂性或水溶性基质混合制成的均匀的半固体外用制剂，因原料药物在基质中的分散状态不同，可分为溶液型软膏剂和混悬型软膏剂。中药软膏剂多为混悬型软膏剂，原料药物细粉均匀分散于基质中，常用的油脂性基质有凡士林、石蜡、液状石蜡、硅油、蜂蜡、硬脂酸、羊毛脂等，具有适当的黏稠度，易均匀、细腻涂布于皮肤或黏膜上，无刺激性，不融化，黏稠度随季节变化很小，如青鹏软膏等。

贮存：避光密封贮存，密封置25℃以下贮存，不得冷冻。

使用：外用。取软膏剂适量涂于患处，轻症每日1次，重症早、晚各1次或每日2～3次。

2. 贴膏剂

贴膏剂系指将原料药物与适宜的基质制成膏状物，涂布于背衬材料上供皮肤贴敷，可产生全身性或局部作用的一种薄片状柔性制剂。通过皮肤表面给药，可用于完整皮肤表面或有疾患的皮肤表面。通常由含有活性物质的支撑层和背衬层（棉布、无纺布、纸等）以及覆盖在药物释放表面上的盖衬层（防粘纸、塑料薄膜、铝箔-聚乙烯复合膜、硬质纱布等）组成，盖衬层起防粘和保护制剂的作用。贴膏剂包括凝胶贴膏（巴布膏剂）和橡胶贴膏。

凝胶贴膏系指原料药物与适宜的亲水性基质混匀后涂布于背衬材料上制成的贴膏剂。常用基质有聚丙烯酸钠、羧甲纤维素钠、明胶、甘油和微粉硅胶等。

橡胶贴膏系指原料药物与橡胶等基质混匀后涂布于背衬材料上制成的贴膏剂。常用基质有橡胶、热塑性橡胶、松香、松香衍生物、凡士林、羊毛脂和氧化锌等。

贮存：避光密封贮存，置阴凉处贮存。

使用：外用。贴于患处。每1～2天换药1次，或遵医嘱。

3. 膏药

膏药系指饮片、食用植物油与红丹（铅丹）或官粉（铅粉）炼制成膏料，摊涂于裱背材料上制成的供皮肤贴敷的外用制剂，前者称为黑膏药（乌黑、无红斑），后者称为白膏药（无白点）。黑膏药通过刺激肿胀部位的神经末梢，扩张血管，改善局部组织血液循环，使肿胀部位得到缓解，以达到消炎止痛、活血化瘀的目的。例如，国家级非物质文化遗产项目施氏伤科的特色外用膏药，即在黑膏药（基质）上，根据患者的病情，于摊涂前（温度不超过70℃）添加针对性的药粉（由含挥发性成分的饮片、矿物药以及贵重药经粉碎、均匀混合制成的干燥细粉），从而达到对症治疗的效果。

膏药膏体油润细腻、光亮、老嫩适度、摊涂均匀、无飞边缺口，加温后能粘贴于皮肤上且不移动。然而，因膏药在制作过程中使用了一定量的铅丹（主要成分为四氧化三铅）、铅粉，所以在临床使用过程中存在重金属铅的摄入和蓄积的问题。铅摄入量和膏药与皮肤的接触面积、使用时长及疗程均密切相关，所以在使用时需格外谨慎。

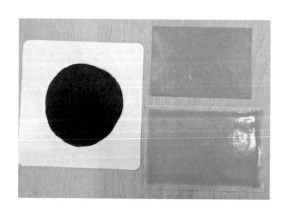

贮存：避光密封贮存，置阴凉处贮存。

使用：外用。加温软化。贴于患处。

中药膏药的使用

中药膏药使用时须注意以下几点。

（1）　处方药请仔细阅读说明书并在医生指导下使用。

（2）　非处方药请仔细阅读说明书并按说明使用或在药师指导下购买和使用。

（3）　如与其他药物同时使用可能会发生药物相互作用，详情请咨询医生或药师。

中药膏药禁忌说明如下。

（1）　外用中药膏药禁止内服。

（2）　中药膏药性状发生改变时禁止使用。

（3）　中药膏药中一般含有活血化瘀的成分，如麝香、红花、乳香、没药等，孕妇均应禁用。建议孕妇不在腰间、腹部贴敷这类膏药。

（4）　当肌肉挫伤或关节、韧带拉伤肿痛时，不能马上贴敷中药，这时是起不到消肿、止痛的作用的。

（5）　皮肤有破溃或有开放性伤口，不能将中药膏药直接贴敷在破损处，以免发生化脓性感染。

（6）　在头面部特别是近眼处、口鼻处等也不宜贴敷中药膏药。

（7）　贴敷黑膏药时，应避免直接在明火上烘烤。因为煤气、天然气燃烧时会产生的致癌物质和有害气体，可能随着膏药经皮吸收入人体内，对我们的健康造成伤害。

（8）　儿童用药必须在成人监护下使用，请将膏药放在儿童不能接触的地方。

（9）　运动员慎用。

中药膏药贴敷前后应注意以下几点。

（1）　贴敷中药膏药前可先用温开水洗净患处（不需用香皂等），用干净毛巾轻轻沾干（可保持轻度湿润）；用药后在撕揭膏药时可能会感觉疼痛，建议在揭之前先用温水轻轻将膏药表面均匀湿润后再揭。

（2）贴敷中药膏药期间，忌食生冷、油腻食物。

（3）贴敷中药膏药最长不要超过 24 小时，但也有特殊的，贴敷 24 小时后，隔日再贴。膏药所用的材料及辅料会考虑到局部刺激性和药物性质的影响，大多数不良反应的发生与过量贴敷、超长时间贴敷有关。请注意每种膏药的涂抹和贴敷时间，如果贴敷时间过长，药物就会失去疗效，长期刺激皮肤也容易引起过敏反应。

（4）贴敷中药膏药后，患者若感到皮肤用药部位有发痒、灼热、刺痛、丘疹、红肿等情况时，应该立刻停止贴敷，必要时可向医生咨询。过敏体质者，不宜贴敷膏药。如发生过敏反应，应马上去医院进行检查和治疗。

（5）贴敷膏药时应避开毛发，汗毛较多的部位容易发生膏药脱落，且撕揭时带起毛发会引起疼痛。

参 考 文 献

1. 刘坤.番红花种植环境影响因素及采后加工工艺研究进展［J］.现代农业科技，2023（4）：62-65.

2. 高亚珍，邹俊波，杨明，等.三七炮制的历史沿革及现代研究进展［J］.中国实验方剂学杂志，2023，29（4）：212-220.

3. 于明，张秀如，张翠翠，等.香附炮制历史沿革及现代研究进展［J］.中国实验方剂学杂志，2023，29（3）：1-13.

4. 中国营养学会.中国居民膳食指南：2022［M］.北京：人民卫生出版社，2022.

5. 国家中医药管理局专业技术资格考试专家委员会.中药学（中级）专业技术资格考试指导［M］.北京：人民卫生出版社，2022：400.

6. 郑加梅，尚明越，王嘉乐，等.木香的化学成分、药理作用、临床应用研究进展及质量标志物预测［J］.中草药，2022，53（13）：4198-4213.

7. 童鑫，洪吟秋，张涛，等.西红花柱头化学成分及其抗炎活性［J］.中成药，2022，44（4）：1142-1147.

8. 杨响光，吴东盼，侯新，等.复方青黛胶囊临床应用评价［J］.中国医院用药评价与分析，2022，22（7）：871-875，881.

9. 中华医学会整形外科学分会女性雄激素性脱发诊断与治疗专家共识编写组，中国女医师协会整形美容专业委员会.女性雄激素性脱发诊断与治疗中国专家共识（2022版）［J］.中华整形外科杂志，2022，38（5）：481-492.

10. 中华医学会消化病学分会幽门螺杆菌学组.第六次全国幽门螺杆菌感染处理共识报告（非根除治疗部分）［J］.中华消化杂志，2022，42（5）：289-303.

11. 刘锋，曹冬英，徐伟，等.淡豆豉发酵过程总黄酮和多糖含量动态分析［J］.中医药导报，2022，28（1）：45-48.

12. 年宏蕾，顾红燕，刘敏，等.6 000张消化系统疾病中成药处方点评及用药合理性分析［J］.中国医院用药评价与分析，2022，22（10）：1255-1258.

13. 罗光浦.中药配方颗粒外用治疗皮肤病的专家建议［J］.中国中西医结合皮肤性病学杂志，2021，20（6）：628-630.

14. 赵俊英，左亚刚，李航，等.中西医结合诊疗雄激素性秃发专家共识［J］.临床和实验医学杂志，2021，20（17）：1902-1905.

15. 杨明，张定堃，贺亚男，等.青黛产业高质量发展的挑战与策略［J］.中国中药杂志，2021，46（13）：3171-3179.

16. 江雪，刘梦璠，刘华，等.西红花的资源分布及抗肿瘤研究进展［J］.世界科学技术-中医药现代化，2021，23（9）：3251-3263.

17. 于大猛.淡豆豉传统炮制工艺探微［J］.辽宁中医药大学学报，2021，23（8）：34-38.

18. 王璐璐，袁媛，刘凌云，等.以聚焦解决模式为基础的心理干预辅助药物治疗神经性胃炎患者的效果分析［J］.江苏预防医学，2020，31（2）：156-158，162.

19. 张宏，彭华胜.淡豆豉性味、归经及功效迥异的考证［J］.云南中医中药杂志，2021，42（12）：68-70.

20. （明）李时珍.本草纲目［M］.福州：福建科学技术出版社，2020.

21. 国家药典委员会.中华人民共和国药典（一部）［S］.北京：中国医药科技出版社，2020.

22. 韩倩，陈勇，魏江存，等.三七的临床应用与药食同源使用现状［J］.亚太传统医药，2020，16（3）：191-194.

23. 王阳，范潇晓，杨军，等.木香的萜类成分与药理作用研究进展［J］.中国中药杂志，2020，45（24）：5917-5928.

24. 马杰.三七生消熟补的炮制机制进展探讨［J］.光明中医，2020，35（6）：960-962.

25. 魏湘萍，白莉，白明，等.中药贴剂的特点、应用及分析［J］.中华中医药杂志，2020，35（12）：6282-6284.

26. 胡志奇，苗勇.中国人雄激素性脱发诊疗指南［J］.中国美容整形外科杂志，2019，30（1）：8-12.

27. 钱浩良，陆晓庆，周品梁.淡豆豉炮制工艺的应用研究进展［J］.中医临床研究，2019，11（27）：133-134.

28. 上海市药品监督管理局.上海市中药饮片炮制规范［S］.上海：上海科学技术出版社，2018：61.

29. 石恩骏.《本经》：贝母——开郁散结　解毒凉血　润肺清热［EB/OL］.（2017-01-02）［2023-06-09］.https://cntcm.com.cn/news.html？aid=124004.

30. 张声生，周强.胃脘痛中医诊疗专家共识意见（2017）［J］.中医杂志，2017，58（13）：1166-1170.

31. 王中华.中药贴敷剂的作用机制研究与临床应用进展［J］.河北中医，2017，39（3）：455-460.

32. 薛倩倩，马黄璜，刘智勇，等.贴剂的临床应用［J］.海峡药学，2016，28（8）：101-104.

33. 李龙剑，张艳，彭丽华，等.外用中药治疗皮肤创伤的研究进展［J］.中国现代应用药学，2015，32（10）：1285-1288.

34. 康帅，陈立亚，陈鼎雄，等. 刍议青黛的产地加工方法［J］. 世界科学技术-中医药现代化，2015，17（9）：1934-1937.

35. 中华医学会儿科学分会消化学组，《中华儿科杂志》编辑委员会. 儿童幽门螺杆菌感染诊治专家共识［J］. 中华儿科杂志，2015，53（7）：496-498.

36. 石青，赵宝林. 半夏的本草考证［J］. 陕西中医学院学报，2013，36（2）：90-92.

37. 朱超超. 艾叶的临床应用［J］. 中国中医药现代远程教育，2013，11（6）：94，97.

38. 赵高琼，任波，董小萍，等. 川贝母研究现状［J］. 中药与临床，2012，3（6）：59-64.

39. 张旭，侯影，贾天柱. 木香炮制历史沿革及现代研究进展［J］. 辽宁中医药大学学报，2012，14（4）：36-39.

40. 许焕芳，赵百孝. 艾灸疗法作用机理浅述［J］. 上海针灸杂志，2012，31（1）：6-9.

41. 魏华，彭勇，马国需，等. 木香有效成分及药理作用研究进展［J］. 中草药，2012，43（3）：613-620.

42. 张炳鑫. 中药炮制品古今演变评述［M］. 北京：人民卫生出版社.2011：271-281.

43. 靳然，于密密，赵百孝，等. 不同年份蕲艾叶及不同比例艾绒化学成分研究［J］. 中国针灸，2010，30（05）：389-392.

44. 吴友根，郭巧生，郑焕强. 广藿香本草及引种历史考证的研究［J］. 中国中药杂志，2007，（20）：2114-2117，2181.

45. 康廷国. 中药鉴定学［M］. 北京：中国中医药出版社，2007：205.

46. 任守忠，靳德军，张俊清，等. 广藿香药理作用研究进展［J］. 中国现代中药，2006（8）：27-29.

47. 张英，张金超，陈瑶，等. 广藿香生药、化学及药理学的研究进展［J］. 中草药，2006，（5）：786-790.

48. （元）危亦林. 世医得效方［M］. 北京：人民卫生出版社，2006：15.

49. （唐）孙思邈. 备急千金要方［M］. 北京：中医古籍出版社，1999：301.

50. 尚志钧，刘晓龙. 贝母药用历史及品种考察［J］. 中华医史杂志，1995，25（1）：38.

51. （梁）陶弘景. 尚志钧点校. 本草经集注［M］. 北京：人民卫生出版社，1994：271.

52. （东汉）张机. 金匮要略方论［M］. 北京：人民卫生出版社，1985.

53. （金）李杲. 东垣试效方［M］. 上海：上海科学技术出版社，1984：159.

54. （北宋）唐慎徽. 重修政和经史证类备用本草［M］. 北京：人民卫生出版社，1957：199.

图书在版编目（CIP）数据

"香"信中医 / 柴丽萍主编 . —上海：上海科学普及出版社，2023.10
（"医"说科普丛书）
ISBN 978-7-5427-8571-8

Ⅰ.①香…　Ⅱ.①柴…　Ⅲ.①养生（中医）–普及读物　Ⅳ.①R212-49

中国国家版本馆CIP数据核字（2023）第192253号

策划统筹　蒋惠雍
责任编辑　黄　鑫　郝梓涵
整体设计　姜　明　王轶顾
绘　　画　哭初小枝

"医"说科普丛书
"香"信中医
柴丽萍　主编
上海科学普及出版社出版发行
（上海中山北路832号　邮政编码200070）
http://www.pspsh.com

各地新华书店经销　上海商务联西印刷有限公司印刷
开本 710×1000　1/16　印张19　字数292 000
2023年10月第1版　2023年10月第1次印刷

ISBN 978-7-5427-8571-8 定价：102.00元
本书如有缺页、错装或坏损等严重质量问题
请向工厂联系调换
联系电话：021-56135113